Leitfaden der Desinfektion

für Desinfektoren und Krankenpflegepersonen

in Frage und Antwort

Von

Professor Dr. med. Fritz Kirstein

früher in Hannover, z. Zt. in Badenweiler

Einundzwanzigste,
völlig umgearbeitete Auflage

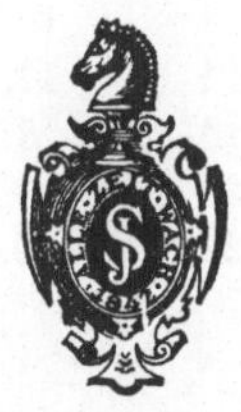

Springer-Verlag

Berlin / Göttingen / Heidelberg

1949

ISBN 978-3-642-49538-0   ISBN 978-3-642-49829-9 (eBook)
DOI 10.1007/978-3-642-49829-9

1. Auflage 1901	11. Auflage 1925
2. Auflage 1905	12. Auflage 1927
3. Auflage 1906	13. Auflage 1929
4. Auflage 1908	14. Auflage 1931
5. Auflage 1910	15. Auflage 1935
6. Auflage 1913	16. Auflage 1937
7. Auflage 1914	17. Auflage 1939
8. Auflage 1916	18. Auflage 1940
9. Auflage 1920	19. Auflage 1942
10. Auflage 1921	20. Auflage 1944

Bis jetzt sind Übersetzungen ins Russische, Italienische, Spanische,
Holländische, Serbische, Türkische und Schwedische erschienen.

Genehmigt unter Nr. 3736/48 - 4816/48

Vorwort zur einundzwanzigsten Auflage.

Infolge äußerer Umstände ist das Erscheinen einer neuen Auflage des „Leitfadens"
erheblich verzögert worden.

Diejenigen Leser, welche das Buch von früheren Auflagen her kennen und die neue
Auflage zur Hand nehmen, wird es auffallen, daß das reine Frage- und Antwortspiel
nicht beibehalten, sondern den einzelnen Kapiteln ein zusammenhängender Text als
Erläuterung vorgeschaltet worden ist.

Im Laufe der Jahre mußte nämlich entsprechend der Zunahme des Wissensstoffes
die Zahl der aufzuführenden Fragen immer mehr vermehrt werden, wodurch die
Übersichtlichkeit des Buches litt und die Lektüre der langen, ununterbrochenen
Fragenkette bei manchen Lesern eine gewisse Ermüdung hervorrufen konnte.

Ich glaube daher, daß durch die Vorausschickung einer Darstellung über den jeweils
folgenden Abschnitt in zusammenhängender Sprache eine anregende Unterbrechung
des Frage- und Antwortspiels des Buches erzielt worden ist. Es konnte zwar dadurch
eine Wiederholung der zu behandelnden Materie in wichtigen Punkten vielfach nicht
vermieden werden, was aber in Anbetracht des Leserkreises, für den der Leitfaden
in erster Linie bestimmt ist, keinen Nachteil bedeuten dürfte — im Gegenteil.

Der verlorene Hitlerkrieg hat das deutsche Volk in den Abgrund des Primitiven
gestürzt. Die resultierenden, katastrophalen Wirtschaftsfolgen treten auf allen Gebieten in Erscheinung, insbesondere aber in Gestalt der Hungersnot für den größten
Teil der deutschen Bevölkerung, des Wohnungselends und der Verschmutzung der
Menschen selbst und ihrer Unterkünfte.

Ist es unter diesen Verhältnissen zu verwundern, daß vielerorts in Deutschland
ein mehr oder weniger starkes Ansteigen der Seuchenkrankheiten wie Typhus,
Ruhr, Grippe u. a., vor allem aber ein stetes, rasches Anwachsen der Erkrankungs- und
Sterbeziffern an Tuberkulose, unserer schlimmsten Volksseuche, zu verzeichnen ist?

Zu ihrer wirksamen Bekämpfung gehören bekanntlich in erster Linie die Lösung
der beiden Grundprobleme des Hungers und des Wohnungselends. Um die
Lösung des ersteren, akuteren Problems sind die alliierten Regierungen und die
deutschen Verwaltungen eifrig bemüht. Wenn auch die grundlegende Lösung des
zweiten Problems, der Behebung der Wohnungsnot, bei der Größe desselben vorerst
noch auf eine spätere Zeit verschoben werden muß, so können doch auch heute schon
die Gesundheitsbehörden und ihre Hilfsorgane, die Desinfektoren und Schwestern,
durch eine Belehrung der Bevölkerung über die hygienische Benutzung der überfüllten Wohnungen und Unterkünfte manches tun, um die Gefahr von Krankheitsübertragungen zu vermindern. Entsprechende Hinweise sind deshalb in dem vorliegenden Buche gegeben worden.

Ein dritter, die Ausbreitung ansteckender Krankheiten fördernder Faktor, der
zum Teil durch die Übervölkerung der Behausungen bedingt ist, ist die zunehmende
Verschmutzung der Wohnungen und der Bevölkerung. Der Kampf dagegen kann
natürlich nur dann wirksam geführt werden, wenn genügend Seife von einem gewissen

a*

Fettgehalt, Waschmittel und Reinigungsgeräte zur Verfügung stehen. Da gerade die Seife eines der wichtigsten Mittel zur Förderung der Reinlichkeit und damit zur Seuchenverhütung ist, aber ihre derzeitige Zuteilung ungenügend ist, sollte eine vermehrte Seifenzuteilung an die Bevölkerung erfolgen.

Infolge der nach dem Kriege eingetretenen Verknappung der Rohstoffbasis einer Reihe von Desinfektionsmitteln und der interzonalen Handelsbeschränkungen sind manche älteren und bewährten Desinfektionsmittel oft nicht oder nur in unzureichender Menge erhältlich. Andererseits entsprechen viele der neu auf dem Markt erschienenen Präparate mangels einer maßgebenden Prüfungsstelle nicht den an sie zu stellenden Anforderungen oder sind ganz unwirksam.

Es empfiehlt sich deshalb, bei den bisher erprobten Desinfektionsmitteln zu bleiben. Zu dem Zweck wäre es allerdings sehr zu begrüßen, wenn die einschlägigen, altbewährten Fabriken eine erhöhte Zuteilung der nötigen Rohstoffe, insbesondere von Kresolen, erhalten könnten. Denn auch unter den heutigen Verhältnissen, wo oft nur die wenigen chemischen Stoffe wie Phenol, Kresol, Chloramin und Formaldehyd zur Verfügung stehen, lassen sich auch die meisten Desinfektionen zuverlässig ausführen.

In den zwanziger Jahren dieses Jahrhunderts hat man in dem Bestreben, die Desinfektionspraxis zu vereinfachen, bei den meisten „übertragbaren“ Krankheiten die früher vorgeschriebene Schlußdesinfektion mit Formaldehyd für entbehrlich gehalten. Ganz mit Unrecht bei denjenigen Krankheitserregern, die eine größere Lebensfähigkeit besitzen, wie z. B. die Tuberkelbazillen, und angesichts der experimentell festgestellten, ausgezeichneten Abtötungskraft des Formaldehyds auf Krankheitskeime, die an der Oberfläche der Gegenstände oder in geringer Tiefe haften. Die ausgedehntere Anwendung des Formaldehyds bei der Schlußdesinfektion ist bei den heutigen, überfüllten, schmutzigen und schlechtbelichteten Wohnungen, in denen die laufende Desinfektion mangels nicht ausgebildeter Kräfte oft unzureichend ausgeführt wird, ganz besonders gerechtfertigt. Ich habe daher in Übereinstimmung mit anderen namhaften Autoren auf diesem Gebiete der Anwendung der Formaldehyddesinfektion wieder einen größeren Raum in der vorliegenden Auflage zugewiesen.

Die bedenkliche Zunahme der Tuberkulosefälle seit Kriegsende, namentlich solcher mit offener Tuberkulose, macht es notwendig, der Ausbreitung dieser mörderischen Krankheit mehr als bisher vom Standpunkt der Seuchenbekämpfung zu begegnen, und zwar durch möglichste Isolierung aller Offentuberkulösen, die eine Gefahr für ihre Umgebung bilden, evtl. durch Zwangsasylierung in einem Tuberkulosekrankenhaus oder in einer sonstigen geeigneten Anstalt, die seit dem 1. Dezember 1938 auch in Deutschland möglich ist. Bei Erfüllung dieser Vorbedingung für die wirksamste Tuberkulosebekämpfung läßt sich auch eine zuverlässigere Desinfektion des Auswurfs, der Wäsche usw. durchführen, für die uns jetzt die Tuberkelbazillen einwandfrei abtötenden Desinfektionsmittel zur Verfügung stehen. In der vorliegenden Auflage sind gerade auch die Maßnahmen der laufenden und Schlußdesinfektion bei der Tuberkulose besonders eingehend erörtert worden.

Bei dieser Gelegenheit dürfte der Hinweis von Interesse sein, daß in den USA. schon seit einigen Jahrzehnten die Gesundheitsbehörden berechtigt sind, von der Zwangsasylierung Offentuberkulöser Gebrauch zu machen, daß also auch ein demokratischer Staat sich nicht scheut, strenge, die persönliche Freiheit beschränkende Maßnahmen zu verfügen, wenn das öffentliche Wohl dies erfordert.

Erfreulicherweise konnte in den letzten Jahren ein ganz bedeutender Fortschritt auf seuchenhygienischem Gebiet erzielt werden, nämlich durch chemische Präparate, die von der bekannten Schweizer chemischen Fabrik J. R. Geigy A.-G. in Basel unter der Sammelbezeichnung Neocid-Gesarol herausgebracht worden sind.

Die chemische Wirksubstanz, das Dichlordiphenyltrichlormethylmethan, war zwar schon vor vielen Jahrzehnten von einem Deutschen zuerst hergestellt worden, aber es ist das unbestreitbare Verdienst der Schweizer Forscher in den Laboratorien der oben genannten Firma, die insektizide (insektentötende) Wirkung, und zwar als Kontaktgift entdeckt zu haben.

Die Amerikaner haben bald danach ihre, die oben genannte chemische Wirksubstanz enthaltenden Präparate als „DDT"-Präparate schon während des letzten Krieges in gewaltigen Massen in der Welt verbraucht, und sie sowie andere Nationen haben damit ausgezeichnete Erfolge bei der Vernichtung von Läusen, Fliegen, Stechmücken und anderen Insekten erzielt. Da es noch nicht abzusehen ist, welch großen Segen für die Menschheit die neuartigen Mittel der DDT-Reihe in ihrer großen Wirkungsbreite auf tierische und pflanzliche Schädlinge bedeuten werden, habe ich mich für verpflichtet gehalten, der Beschreibung der Anwendung dieser Präparate in der vorliegenden Auflage des Buches einen breiteren Raum zu widmen.

Einer geschätzten Anregung folgend, habe ich noch ein kurzes Kapitel „Persönliche Hygiene des Desinfektors und Krankenpflegers" eingefügt. Ich habe dies um so lieber getan, weil ich glaube, daß gerade auch die Desinfektoren und Schwestern zu den geeignetsten Propagandisten auf dem Gebiete der hygienischen Volksbelehrung gehören.

Da das Buch sich die Aufgabe gestellt hat, in erster Linie die Desinfektion im engeren Sinne zu behandeln, würde der ihm gegebene Rahmen überschritten werden, wenn in ihm auch die bekannten Verfahren zur Schädlingsbekämpfung, wie das Blausäure-, das Äthylenoxyd- (T-Gas) und das Tritox- (Trichloracetonitril)-Verfahren dargestellt würden. Ist doch auch zur Ausübung dieser Verfahren nur eine verhältnismäßig geringe Zahl von Desinfektoren ausersehen, die bekanntlich dazu einer speziellen Ausbildung und einer besonderen behördlichen Zulassung bedürfen.

Der Leitfaden soll zwar in erster Linie den Desinfektoren und Krankenpflegepersonen als Ratgeber und bei ihrer Ausbildung als Anhalt dienen, er dürfte aber auch den Studierenden, Ärzten und Amtsärzten, die sich über die praktische Handhabung der Desinfektion und der Anwendung der DDT-Präparate zur Bekämpfung bzw. Vernichtung schädlicher und Krankheiten übertragender Insekten orientieren wollen, mit Nutzen zur Hand genommen werden.

Zum Schluß möchte ich noch dem Robert-Koch-Institut in Berlin und Herrn Geheimrat Professor Uhlenhuth in Freiburg i. Br. für ihre fördernden Ratschläge meinen verbindlichsten Dank aussprechen.

Möge der Leitfaden auch in seiner neuen Gestalt seine alten Freunde behalten und neue gewinnen!

Badenweiler, im Februar 1948.

Prof. Dr. med. Fritz Kirstein.

Inhaltsverzeichnis.

A. Allgemeiner Teil.

B. Spezieller Teil.

C. Anhang.

Anleitungen zur Entnahme und Versendung von Untersuchungsmaterial

Anlagen.

Gang der Desinfektion bzw. Entlausung und Desinfektion!

Je 1 Exemplar der Anlagen befindet sich in einer Tasche am Schluß des Buches.

A. Allgemeiner Teil.

I. Allgemeines über Krankheitserreger.

Die hauptsächlichste Ursache der ansteckenden Krankheiten, der Infektionskrankheiten, ist in Kleinlebewesen zu suchen, die meist dem Pflanzen- oder Tierreich
angehören. Die dem ersteren zugerechneten Krankheitserreger oder Krankheitskeime
sind Bakterien, die winzig klein sind und nur mit dem Mikroskop gesehen werden
können.

Ihrer Gestalt nach unterscheidet man verschiedene Formen, nämlich kugelförmige
Bakterien oder Kokken, stäbchenförmige oder Bazillen und schraubenförmige Bakterien (Vibrionen, Spirillen oder Spirochäten).

Die Bakterien vermehren sich durch Teilung oder Spaltung; daher der Name
Spaltpilze. Die Vermehrung geht ungeheuer schnell vor sich und ist in erster Linie
von der Art des Nährbodens und der Temperatur abhängig. Der geeignetste Nährboden
ist der menschliche oder tierische Körper.

Zwar hat schon um die Mitte des vorigen Jahrhunderts der französische Forscher
Louis Pasteur Kleinlebewesen als Erreger der Gärung und Fäulnis erkannt, aber
erst der deutsche Arzt Robert Koch hat in den achtziger Jahren des vorigen Jahrhunderts durch seine Forschungsarbeiten den Beweis erbracht, daß ein großer Teil
der Krankheitserreger zu den Spaltpilzen oder Bakterien gehört und daß diese sich
auf geeigneten künstlichen Nährböden reinzüchten lassen und daß ferner mit den
gewonnenen Reinkulturen neue Infektionen im Tierversuch hervorgerufen werden
können. R. Koch und seine Schüler haben weiter gezeigt, daß jede bakterielle Infektionskrankheit nur durch eine ganz bestimmte Bakterienart übertragen wird.

Es ist jedoch hervorzuheben, daß die meisten Bakterien harmloser Natur sind,
ja, daß sie im Haushalt der Natur eine wichtige Rolle spielen zu haben, z. B. die
Fäulnisbakterien.

Die Bakterien haben eine sehr verschiedene Widerstandsfähigkeit in der Außenwelt; zu den widerstandsfähigsten gehört der Tuberkelbazillus. Insbesondere aber sind
diejenigen Bakterien sehr widerstandsfähig, welche Dauerformen, sog. Sporen, bilden.
In der Außenwelt wirken Luft (Austrocknung) und Licht, vor allem die direkte Sonnen-
bestrahlung schädigend, ja abtötend, auf die Bakterien ein.

Außer durch Bakterien werden noch einige andere Infektionskrankheiten, namentlich solche, welche in den Tropen vorkommen, durch einzellige tierische Kleinlebewesen,
sog. Protozoen verursacht; z. B. die afrikanische Schlafkrankheit, die Malaria und
eine bestimmte Form der Ruhr, die Tropen- oder Amöbenruhr. Die Protozoen sterben
in der Außenwelt sehr rasch ab und lassen sich im Gegensatz zu den Bakterien auf
künstlichen Nährböden nicht oder nur schwer züchten.

Neben Bakterien und Protozoen gibt es schließlich noch Krankheitserreger, die
noch kleiner sind als die Bakterien, so daß die meisten nicht mehr durch das Mikroskop gesehen werden können und durch bakteriendichte Filter hindurchgehen, also

filtrierbar sind. Ferner haben sie die Eigenschaft, daß sie zur Vermehrung lebende Zellen benötigen. Sie werden mit dem Sammelbegriff Virus bezeichnet. Zu diesen Krankheiten gehören das Gelbfieber, die übertragbare Kinderlähmung, die Pocken u. a.

Die Widerstandsfähigkeit der Virusarten (Vira) in der Außenwelt, z. B. gegen Austrocknung u. dgl. ist verschieden, zum Teil sehr erheblich; z. B. das Virus der Pocken.

Die Desinfektion oder Entseuchung bezweckt die Verhütung der Ansteckung (Infektion). Sie besteht entweder in einer Abtötung der Krankheitskeime oder in ihrer mechanischen Entfernung (Reinigung) oder für gewöhnlich in Verbindung der beiden Verfahren.

Die Abtötung sämtlicher Kleinlebewesen, auch der nicht krankmachenden, nennt man Sterilisation oder Entkeimung. Sie spielen in der chirurgischen Praxis (bei Operationen) und in der Haushaltspraxis (Einwecken u. dgl.) eine große Rolle.

Eine Ergänzung der Entseuchung bildet nicht selten die Entwesung, die aber für sich allein auch oft nötig ist. Man versteht darunter die Vernichtung des Ungeziefers, hauptsächlich schädlicher bzw. Krankheiten übertragender Insekten.

Frage:	Antwort:
1. Was versteht man unter Infektion?	**1.** Die Übertragung von Krankheitskeimen von einem kranken Menschen (Tier) oder Gegenstand auf einen anderen Menschen (Tier) oder Gegenstand.
2. Wie nennt man daher auch die durch Übertragung oder Ansteckung weiter verbreitbaren Krankheiten?	**2.** Infektionskrankheiten.
3. Was versteht man unter Desinfektion oder Entseuchung im weiteren Sinne?	**3.** Die Befreiung infizierter Menschen oder Gegenstände von Krankheitskeimen.
4. Worin besteht die Befreiung infizierter Menschen oder Sachen von Krankheitskeimen?	**4.** In einer Abtötung der Krankheitskeime (Desinfektion im engeren Sinne) oder in ihrer mechanischen Entferung (Reinigung) oder in einer Verbindung beider Verfahren.
5. Was sind Krankheitskeime oder Krankheitserreger?	**5.** Kleinste Lebewesen, die man mit bloßem Auge nicht sehen kann.
6. Welche Hauptgruppen von Krankheitskeimen unterscheidet man?	**6.** 1. Kleinste Lebewesen aus dem Pflanzenreich; 2. kleinste Lebewesen aus dem Tierreich; 3. Virusarten.
7. Mit welchem Instrument können die Krankheitskeime — außer den Virusarten — gesehen werden?	**7.** Mit dem Mikroskop.
8. Zu welcher Klasse von Pflanzen rechnet man die meisten Krankheitskeime?	**8.** Zu den Spaltpilzen oder Bakterien.
9. Welche drei Hauptklassen von Bakterien unterscheidet man je nach ihren Formen?	**9.** 1. Kugelbakterien (Kokken), 2. Stäbchenbakterien (Bazillen), 3. Schraubenbakterien (Vibrionen, Spirillen und Spirochäten).

Frage:	**Antwort:**
10. Woher weiß man, daß die Krankheitskeime leben?	**10.** Weil sie sich vermehren.
11. Wie vermehren sich die Bakterien?	**11.** Dadurch, daß sie sich nach Erreichung einer bestimmten Größe durch Querteilung in zwei Teile teilen oder spalten (Spaltpilze).
12. Was ist zu ihrer Vermehrung erforderlich?	**12.** Ein geeigneter Nährboden.
13. Welcher Nährboden ist für die Krankheitskeime am geeignetsten?	**13.** Der menschliche oder tierische Körper.
14. Was ist die Folge des Wachstums der Keime im menschlichen oder tierischen Körper?	**14.** Die Erkrankung des befallenen Menschen oder Tieres.
15. Wo ist die Hauptquelle der menschlichen Krankheitskeime zu suchen?	**15.** In dem erkrankten menschlichen Körper.
16. Wie ist es möglich, eine große Anzahl von krankheitserregenden Bakterien aus den verschiedensten Gemischen bzw. aus dem erkrankten Körper zu züchten?	**16.** Durch Aussaat des infektionsverdächtigen Materials auf geeignete, künstliche Nährböden zur Erzielung einer sog. Reinkultur der betreffenden Bakterien.
17. Was versteht man unter einer Reinkultur?	**17.** Ein Zuchtergebnis, das nur aus einer einzigen Bakterienart besteht.
18. Seit wann kennt man bakterielle Krankheitskeime genauer?	**18.** Seitdem zuerst der deutsche Bakteriologe Robert Koch 1876 den Milzbrandbazillus, später er und seine Schüler andere Krankheitskeime künstlich in Reinkulturen gezüchtet und ihre Eigenschaften erforscht haben. (Den Tuberkelbazillus, Diphtheriebazillus, Typhusbazillus u.a.).
19. Können die Keime auch ohne geeigneten Nährboden einige Zeit am Leben bleiben?	**19.** Ja.
20. Welche Umstände wirken in der Natur schädigend auf die Krankheitserreger ein?	**20.** Die Austrocknung und das Tageslicht, noch mehr aber die Sonnenbestrahlung.
21. Zeigen alle Krankheitskeime gegen schädigende Einwirkungen die gleiche Widerstandsfähigkeit?	**21.** Nein. Dieselbe ist vielmehr sehr verschieden.
22. Welche Bakterien haben die größte Widerstandsfähigkeit?	**22.** Diejenigen, welche sog. Sporen (Dauerformen) bilden.
23. Was sind Sporen?	**23.** Es sind kleinste, kugelförmige Körperchen, welche dem Samen der höher entwickelten Pflanzen vergleichbar sind.

Frage:	**Antwort:**
24. Welche zwei Hauptgruppen von Bakterien unterscheidet man hinsichtlich ihrer Wirkung in der Außenwelt?	**24.** 1. Parasitäre oder pathogene (krank-machende) Bakterien, das sind solche, die vom Menschen oder Tier beherbergt werden und dadurch Krankheiten hervorrufen können; 2. die viel zahlreicheren, saprophytischen, für Mensch und Tier unschädlichen, ja oft nützlichen Bakterien, welche im Haushalt der Natur eine große Rolle spielen, z. B. organisches Material unter Fäulnis zu zerlegen vermögen.
25. Zu welcher Klasse von Kleinlebewesen rechnet man die aus einer tierischen Zelle bestehenden Krankheitserreger?	**25.** Zu den Protozoen.
26. In welchen klimatischen Zonen kommen solche Protozoenkrankheiten hauptsächlich vor?	**26.** Protozoenkrankheiten kommen hauptsächlich in den Tropen vor (z. B. Malaria, die in Afrika vorkommende Schlafkrankheit und die Amöbenruhr).
27. Durch welche dritte Gruppe von Krankheitserregern — außer durch Bakterien und Protozoen — werden bestimmte ansteckende Krankheiten hervorgerufen?	**27.** Durch Krankheitserreger, welche man Virus (Mehrzahl: Vira) nennt.
28. Welche charakteristischen Eigenschaften haben die Erreger der sog. Viruskrankheiten?	**28.** 1. Sie sind so klein, daß sie durch das Mikroskop entweder überhaupt nicht oder eben gerade noch gesehen werden können; 2. sie sind durch bakteriendichte Filter (feinste Berkefeld-Filter) filtrierbar; 3. sie können nur bei Anwesenheit lebender Zellen zur Vermehrung gebracht, d. i. gezüchtet werden.
29. Welche Krankheiten werden z. B. durch Vira übertragen?	**29.** Z. B. Gelbfieber, übertragbare Kinderlähmung, Pocken.
30. Was versteht man unter Entwesung?	**30.** Man versteht unter Entwesung die Vertilgung von Ungeziefer, hauptsächlich von schädlichen Insekten.
31. Zu welchem Zweck werden Entwesungen vorgenommen?	**31.** Entweder wegen der Belästigung durch das Ungeziefer oder im Interesse der Seuchenbekämpfung.
32. Die Vernichtung welcher Insekten kommt für den Desinfektor hauptsächlich in Betracht?	**32.** Die Vernichtung der Läuse (die Entlausung), der Wanzen und Flöhe, der Stechmücken und Fliegen.
33. Weshalb ist die Vertilgung dieser Insekten besonders wichtig?	**33.** Weil sie durch ihren Biß oder Stich Krankheiten übertragen können.

II. Allgemeines über Infektionsquellen und Infektionswege sowie über Empfänglichkeit für Infektionen.

Da der an einer Infektionskrankheit erkrankte Mensch die Hauptquelle der Krankheitskeime bildet, kommen je nach der Art der Krankheit folgende Infektionsquellen für die Weiterverbreitung der Krankheitskeime in Betracht:

1. Die Absonderungen des Kranken, und zwar Lungenauswurf, Rachen- und Nasenschleim, Darmentleerungen, Urin, Erbrochenes, Eiter und Hautschuppen.

Durch den Lungenauswurf werden z. B. die Lungentuberkulose, Grippe (Influenza), Keuchhusten und Lungenpest übertragen. Vorzugsweise durch Rachen- und Nasenschleim werden z. B. Diphtherie, Scharlach und Genickstarre verbreitet; durch Darmentleerungen z. B. Typhus, Ruhr und Cholera; durch Urin allein manchmal auch Typhus. Durch Erbrochenes können die Cholera und bakterielle Lebensmittelvergiftungen übertragen werden. Eitrige Absonderungen der Haut und der Schleimhäute verbreiten Kindbettfieber, Wundinfektionskrankheiten, Furunkel, Pocken u. a. Hautschuppen können Scharlach verbreiten.

2. Die mit den Absonderungen des Kranken behafteten Hände, Leib- und Bettwäsche, Verbandzeug, Kleider, Möbel, Wände, Fußböden usw. Diese Dinge sind um so infektiöser, je frischer sie mit Krankheitskeimen infiziert sind.

3. Auch Eß- und Trinkgeschirr, Bade- und Waschwasser, Abortgruben- und Jauchegrubeninhalt usw. können Infektionen vermitteln.

4. Eine wichtige Infektionsquelle stellt noch die Luft des Krankenzimmers bzw. geschlossener Räume insofern dar, als sich darin häufig feinste keimhaltige Tröpfchen und Stäubchen befinden können. Beim Niesen, Husten, Sprechen und Schreien werden feinste Schleim- und Speicheltröpfchen losgeschleudert und können von gesunden Personen durch die Atmung wieder aufgenommen werden (Tröpfcheninfektion). Bei kräftigen Hustenstößen können keimhaltige Tröpfchen bis auf eine Entfernung von 1 m und mehr fortgeschleudert bzw. mit Luftströmungen übertragen werden. Die Tröpfchen und der Auswurf können auch auf den Fußboden gelangen, hier antrocknen und dann als Stäubchen wieder aufgewirbelt und auf diese Weise wieder eingeatmet werden (Staubinfektion).

Durch feinste keimhaltige Tröpfchen werden sehr häufig Masern und Scharlach, Diphtherie, Lungentuberkulose und vor allem Grippe, Genickstarre und Lungenpest übertragen. Durch Staubinfektion können Scharlach, Tuberkulose und Milzbrand zustande kommen.

Aber nicht nur der Kranke, sondern auch anscheinend gesunde Personen kommen als Infektionsquellen in Betracht. Es handelt sich hierbei um die sog. Dauerausscheider und Bazillen- oder Keimträger. Dauerausscheider sind solche Personen, die nach ihrer Genesung Krankheitskeime noch mehr oder weniger lange Zeit ausscheiden, während man unter Bazillen- oder Keimträger solche Personen versteht, die, ohne selbst krank zu sein, Krankheitskeime in sich tragen. Dauerausscheider und Bazillenträger sind nur durch bakteriologische Untersuchungen festzustellen. Diese Personen sind deshalb besonders gefährlich hinsichtlich der Übertragung der betreffenden Krankheiten, weil sie keine Krankheitszeichen aufweisen und sich wie Gesunde in der Öffentlichkeit bewegen und dadurch leicht zu Infektionen Anlaß geben können, sofern sie nicht die notwendigen Desinfektions- und Reinlichkeitsmaßnahmen streng durchführen.

5. Ferner kommen noch verschiedene Insekten- und Ungezieferarten als Infektionsquellen in Betracht. So übertragen Läuse das Fleckfieber und Rückfall-

fieber, Flöhe die Pest, bestimmte Stechmückenarten Malaria und Gelbfieber. Auch die Stubenfliegen, die sich auf allerlei Unrat setzen, verschleppen auf diese Weise häufig Tuberkulose, Typhus, Ruhr, Cholera und Brechdurchfall der Säuglinge. Stechfliegen übertragen mit ihrem Stich nicht selten Milzbrand und andere infektiöse Blutkrankheiten. Bei der Pest und der Weilschen Krankheit spielen die Ratten eine Hauptrolle.

Die Infektions- und Übertragungswege für die Krankheitserreger sind je nach ihrer Art entweder die Atmungsorgane (z. B. bei der Lungentuberkulose) oder der Magen- und Darmkanal (z. B. bei Typhus, Ruhr und Cholera) oder die oberflächlichen Schleimhäute (z. B. bei Masern, Scharlach, Kindbettfieber) oder kleinste Hautwunden (z. B. Milzbrand, Wundinfektionskrankheiten), evtl. solche durch Biß oder Stich von Insekten (z. B. Fleckfieber, Pest).

Bei dem Zustandekommen von Infektionen handelt es sich meist um Berührungs- (Kontakt-)Infektionen, und zwar mehr unmittelbarer oder mehr mittelbarer Art. Erkrankt z. B. eine Pflegeperson an Diphtherie, nachdem sie vorher mit durch Absonderungen eines diphtheriekranken Kindes verunreinigten Fingern ihren Mund berührt hat, so handelt es sich um eine unmittelbare Berührungs- oder Kontaktinfektion. Die Kontaktinfektionen sind aber häufig komplizierter oder unübersichtlicher Art: so können z. B. mit dem Stuhlgang ausgeschiedene Typhusbazillen an den Schuhen weitergetragen und von Fliegen an andere Stellen, z. B. auf Nahrungsmittel, z. B. Milch, gebracht werden. Auf diese Weise können kettenartige Kontaktinfektionen entstehen, die schließlich in eine Nahrungsmittelinfektion, in dem angeführten Beispiel in einer Milchinfektion, enden.

Unter der Schmutz- und Schmierinfektion versteht man eine besonders intensive oder massierte Kontaktinfektion. Solchen Infektionen sind besonders die Kinder ausgesetzt, weil sie die Gewohnheit haben, auf dem Boden herumzukriechen, alles anzufassen und dann in den Mund zu greifen.

Von der Tröpfchen- und Stäubcheninfektion war oben schon die Rede (s. S. 5 Ziff. 4).

Nach dem Eindringen der Krankheitserreger in den menschlichen Körper beginnt sofort ihre Vermehrung und die Kampfaufnahme des menschlichen Körpers mit ihnen. Die Zeitspanne, die verstreicht von der Übertragung der Krankheit bzw. ihrer Erreger bis zum Ausbruch der Krankheit, nennt man Inkubationszeit. Sie ist bei den einzelnen übertragbaren Krankheiten sehr verschieden und schwankt zwischen einigen Stunden (z. B. beim Kindbettfieber) und etwa 2 bis 3 Monaten (z. B. bei der Tollwut); das Nähere siehe S. 36 u. 38.

Das Eindringen der Krankheitserreger in den menschlichen oder tierischen Körper hat nicht regelmäßig die Erkrankung des befallenen Menschen oder Tieres zur Folge. Vielmehr bestehen in dieser Hinsicht erhebliche Unterschiede vom völligen Verschontbleiben bis zu schwerer oder tödlicher Erkrankung. Dies hängt, abgesehen von der Giftigkeit des Erregers, von der Empfänglichkeit oder Disposition des Individuums ab.

Nach dem Überstehen der Krankheit bleiben bei bestimmten Infektionskrankheiten Gegenstoffe im menschlichen Körper zurück, die bei einem abermaligen Eindringen der gleichen Krankheitserreger letztere sofort angreifen und vernichten, so daß der betreffende Mensch ein zweites Mal an dieser Krankheit nicht erkrankt (z. B. Pocken, Masern). Man nennt diese Eigenschaft des Körpers erworbene Unempfänglichkeit oder erworbene Immunität.

Von der Tatsache, daß sich in analoger Weise durch Behandlung von Personen mit abgeschwächten oder abgetöteten Krankheitskeimen ein Schutz gegen eine Infektion mit den gleichen Keimen für die Dauer, für eine längere Zeit oder wenigstens gegen die Schwere oder den tödlichen Verlauf der betreffenden Krankheit sehr häufig erreichen läßt, wird bei der aktiven Schutzimpfung, d. h. der aktiven Immunisierung gefährdeter Personen, insbesondere bei den Pocken, Diphtherie, Typhus und Cholera Gebrauch gemacht.

Im Gegensatz zu dieser aktiven Immunisierung gibt es noch eine passive Immunisierung, die darin besteht, daß man Blutwasser (Serum) von Tieren, die durch Überstehen bestimmter Infektionen bzw. unter spezifischen Behandlungsverfahren gegen einzelne Arten von Infektionskrankheiten unempfänglich geworden sind, anderen Tieren oder Menschen einverleibt, um ihnen einen — wenn auch nur vorübergehenden — Schutz gegen das Befallenwerden mit diesen Krankheiten zu verleihen (Serumprophylaxe, z. B. gegen Diphtherie oder Wundstarrkrampf), oder bei bereits erfolgter Erkrankung Heilung herbeizuführen (Serumtherapie, z. B. bei Diphtherie, Wundstarrkrampf, Gasbrand usw.).

Kommt eine Infektionskrankheit in einem Dorf oder in einer Stadt stets oder mit geringen Unterbrechungen vor, so spricht man von einem endemischen Vorkommen oder einer Endemie; tritt sie dagegen plötzlich in größerer Zahl in einem Ort auf, so wird sie zur Seuche oder Epidemie.

Frage:	**Antwort:**
34. Welche Infektionsquellen kommen für die Weiterverbreitung der Krankheitskeime hauptsächlich in Betracht?	**34.** 1. Die Absonderungen des Kranken (Lungenauswurf, Rachen- und Nasenschleim, Darmentleerungen, Urin, Erbrochenes, Eiter, Hautschuppen usw.); 2. die mit den Absonderungen des Kranken behafteten Hände, Leib- und Bettwäsche, Verbandzeug, Kleider, Möbel, Wände, Fußboden usw.; 3. Eß- und Trinkgeschirr, Bade- und Waschwasser, Abwässer, Abortgrubeninhalt; 4. die im Krankenzimmer befindliche Luft vermittels feinster bazillenhaltiger Tröpfchen und Stäubchen; 5. Insekten (Ungeziefer).
35. Welche Krankheiten werden z. B. hauptsächlich durch den Lungenauswurf verbreitet?	**35.** Lungenschwindsucht, Grippe (Influenza), Keuchhusten und Lungenpest.
36. Welche Krankheiten werden z. B. vorzugsweise durch Rachen- und Nasenschleim verbreitet?	**36.** Diphtherie, Scharlach und Genickstarre.
37. Welche Krankheiten werden z. B. hauptsächlich durch Darmentleerungen verbreitet?	**37.** Typhus, Ruhr und Cholera.
38. Welche Krankheit wird auch häufig durch den Urin verbreitet?	**38.** Der Typhus.
39. Welche Krankheiten werden z. B. vorzugsweise durch die eitrigen und eiterähnlichen Absonderungen der Haut oder der Schleimhaut verbreitet?	**39.** Kindbettfieber sowie die übrigen ansteckenden Wundkrankheiten.

Frage:	**Antwort:**
40. Welche Krankheit kann z. B. durch Hautschuppen verbreitet werden?	**40.** Scharlach.
41. Welche Personen kommen noch außer den sichtlich Kranken und Genesenden als Infektionsquellen in Betracht?	**41.** Die sog. **Bazillenträger** und **Dauerausscheider.**
42. Was versteht man unter „**Bazillenträger od. Keimträger**"?	**42.** Unter „Bazillenträger" oder „Keimträger" versteht man solche Personen, die, ohne selbst krank zu sein, Krankheitskeime in sich tragen.
43. Wo werden solche Personen am häufigsten gefunden?	**43.** In der Umgebung der an ansteckenden Krankheiten leidenden Personen.
44. Was versteht man unter „**Dauerausscheider**"?	**44.** Unter „Dauerausscheider" versteht man solche Personen, die nach ihrer Genesung Krankheitskeime noch mehr oder weniger lange Zeit von sich geben.
45. Bei welchen Krankheiten spielen die „Bazillenträger" und „Dauerausscheider" eine große Rolle?	**45.** Beim **Typhus, bei der Cholera, Ruhr, Diphtherie und Genickstarre.**
46. Warum sind derartige Personen als besonders gefährlich hinsichtlich der Übertragung der betreffenden Krankheiten zu erachten?	**46.** Weil sie, als anscheinend gesund, anderen Personen nicht verdächtig sind, und weil sie selbst häufig die notwendigen Desinfektionsmaßregeln unterlassen.
47. Wie können **keimhaltige feinste Tröpfchen** vom Kranken aus in die Luft gelangen?	**47.** Dadurch, daß beim Niesen, Husten und Sprechen feinste Tröpfchen vom Speichel und Schleim der Atemwege herausgeschleudert werden, die lebende Krankheitskeime enthalten.
48. Welche Krankheiten werden durch feinste keimhaltige Tröpfchen sehr häufig verbreitet?	**48.** Masern und Scharlach, Diphtherie, Tuberkulose, gewisse Arten der Lungenentzündung und vor allem Grippe, Genickstarre und Lungenpest.
49. Welche Krankheiten können auch in **Staubform** übertragen werden?	**49.** Scharlach, Tuberkulose und Milzbrand.
50. Welche **Ungezieferarten** kommen für die Tätigkeit des Desinfektors hauptsächlich in Betracht?	**50.** 1. Läuse (Kopf-, Filz- und namentlich Kleiderläuse); 2. Bettwanzen und Flöhe; 3. Stechmücken; 4. Stuben- und Stechfliegen; 5. Ratten und Mäuse.
51. Welche Krankheiten werden durch den **Biß von Läusen** übertragen?	**51.** Fleckfieber und Rückfallfieber.
52. Welche Krankheit kann z. B. durch den Stich von **Flöhen** übertragen werden?	**52.** Die Pest.

Frage:	**Antwort:**
53. Welche Krankheit wird durch den Stich einer bestimmten Mükkenart (Anopheles) übertragen?	**53.** Das Sumpf- oder Wechselfieber (Malaria).
54. Inwiefern können die Fliegen erheblich zur Vermehrung der Infektionsquellen beitragen?	**54.** Dadurch, daß sie Teilchen von infektiösem Auswurf, Stuhl, Blut u. dgl. auf Nahrungsmittel, Haut, Kleider usw. übertragen.
55. Welche Krankheiten können auf diese Weise ebenfalls eine weitere Verschleppung erfahren?	**55.** Tuberkulose, Typhus, Ruhr, Cholera, Brechdurchfall der Säuglinge.
56. Welche Krankheiten können durch den Stich von Stechfliegen übertragen werden?	**56.** Milzbrand und andere infektiöse Blutkrankheiten.
57. Bei der Übertragung welcher Krankheiten spielen die Ratten eine Hauptrolle?	**57.** Bei der Pest und der Weilschen Krankheit.
58. Auf welchen Infektions- oder Übertragungswegen gelangen die Krankheitskeime in den menschlichen Körper?	**58.** Auf dreierlei Wegen: 1. durch die Atmungsorgane; 2. durch den Magen- und Darmkanal; 3. durch die oberflächlichen Schleimhäute und die äußere Haut.
59. Wie kann eine Infektion der Atmungsorgane erfolgen?	**59.** Durch Einatmung von Hustentröpfchen und Staub, welche Krankheitskeime enthalten (z. B. die Keime der Lungenschwindsucht).
60. Wie kann eine Infektion des Magen- und Darmkanals erfolgen?	**60.** Durch Genuß von Wasser und Nahrungsmitteln, welche Krankheitskeime enthalten (z. B. Keime des Typhus, der Ruhr, der Cholera).
61. Wie kommen Infektionen der oberflächlichen Schleimhäute oder der äußeren Haut zustande?	**61.** Dadurch, daß gesunde Personen mittels ihrer Hände Infektionsquellen (die Kranken, Absonderungen, Wäsche u. dgl.) einerseits und ihre eigenen Schleimhäute oder kleinste Hautwunden andererseits berühren (z. B. Masern und Scharlach, Kindbettfieber, Milzbrand).
62. Auf welche andere Weise kann noch eine Übertragung von Krankheitserregern von der äußeren Haut aus erfolgen?	**62.** Durch den Biß oder Stich von Insekten (z. B. die Krankheitserreger des Fleckfiebers, der Pest).
63. Was versteht man unter Inkubationszeit?	**63.** Inkubationszeit ist die Zeit, die verstreicht von der Übertragung oder Ansteckung bis zum Ausbruch der Krankheit.
64. Ist die Inkubationszeit bei allen übertragbaren Krankheiten die gleiche?	**64.** Nein. Sie ist bei den einzelnen übertragbaren Krankheiten sehr verschieden. (Sie beträgt z. B.: einige Stunden bis 3 Tage bei Grippe und Kindbettfieber, 2 bis 8 Tage bei einheimischer Ruhr und Scharlach, 7 bis 21 Tage bei Unterleibstyphus und Fleckfieber; die Inkubationszeit bei den weiteren übertragbaren Krankheiten siehe die Tabelle S. 36—39).

Frage:	**Antwort:**
65. Hat das Eindringen von Krankheitserregern in den menschlichen oder tierischen Körper regelmäßig die Erkrankung des befallenen Menschen oder Tieres zur Folge?	**65.** Nein.
66. Warum nicht?	**66.** Weil zum Zustandekommen der Erkrankung — wenigstens bei den meisten ansteckenden Krankheiten — noch eine persönliche Empfänglichkeit oder Disposition des betr. Menschen oder Tieres für die betr. Krankheitserreger gehört.

III. Die ansteckenden Krankheiten
hinsichtlich der gesetzlichen Anzeigepflicht, der Erreger, Art und Sitz der Erkrankung, Übertragungsweise, Vorbeugungs- und Bekämpfungmaßnahmen.

Mit Recht spricht man von der Bekämpfung ansteckender Krankheiten, da es sich tatsächlich um einen Kampf, und zwar gegen die kleinsten Feinde der Menschheit handelt. Bei der Bedeutung der Infektionskrankheiten für die Volksgesundheit war es für alle Kulturstaaten eine Notwendigkeit, gesetzliche Vorschriften für ihre Bekämpfung zu erlassen. Die wichtigsten Bestimmungen, die auch für die Desinfektoren und Krankenpflegepersonen von ganz besonderem Interesse sind, erstrecken sich auf die Anzeigepflicht, die Absonderung des Kranken und die Desinfektion.

Darüber hinaus kommen noch weitere Schutzmaßnahmen in Betracht, wie die Ermittlung der Krankheit durch das Gesundheitsamt bzw. den beamteten Arzt, die Schließung von Schulen, die Untersagung von größeren Menschenansammlungen, von Märkten, Messen u. dgl., die Durchführung von Schutzimpfungen u. a. m.

Alle diese Schutzmaßnahmen sind in den deutschen Ländern mit geringen Abweichungen geregelt in dem Reichsgesetz betr. die Bekämpfung gemeingefährlicher Krankheiten (Reichsseuchengesetz) vom 30. Juni 1900 mit Zusatzgesetz vom 3. Juli 1934 und in der Reichsverordnung betr. Bekämpfung übertragbarer Krankheiten vom 1. Dezember 1938.

Diese Gesetze, die im wesentlichen jetzt noch Gültigkeit besitzen, unterscheiden zwischen bei uns nicht heimischen, gemeingefährlichen Krankheiten und den in Deutschland dauernd vorkommenden, übertragbaren Krankheiten.

Gemeingefährliche Krankheiten sind Aussatz, Cholera, Fleckfieber, Gelbfieber, Pest und Pocken; dazu kommt noch die Papageienkrankheit. Übertragbare Krankheiten im Sinne der Verordnung vom 1. Dezember 1938 sind:

Bangsche Krankheit, Diphtherie, übertragbare Gehirnentzündung, übertragbare Genickstarre, Keuchhusten, Kindbettfieber, übertragbare Kinderlähmung, Körnerkrankheit, bakterielle Lebensmittelvergiftung, Malaria, Milzbrand, Paratyphus, Rotz, Rückfallfieber, übertragbare Ruhr, Scharlach, Tollwut, Trichinose, Tuberkulose, Tularämie, Typhus und Weilsche Krankheit.

Nach den genannten Gesetzen sind innerhalb 24 Stunden nach erlangter Kenntnis dem zuständigen Gesundheitsamt oder der Ortspolizeibehörde anzuzeigen:

a) Jeder Verdacht, jede Erkrankung und jeder Todesfall einer gemeingefährlichen Krankheit und der Papageienkrankheit.

b) Jeder Verdacht, jede Erkrankung und jeder Todesfall an Kindbettfieber, übertragbare Kinderlähmung, bakterieller Lebensmittelvergiftung, Milzbrand, Paratyphus, Rotz, übertragbarer Ruhr, Tollwut (auch Bißverletzungen durch tollwütige oder tollwutverdächtige Tiere), Tularämie, Typhus, ansteckender Lungen- und Kehlkopftuberkulose, Hauttuberkulose und Tuberkulose anderer Organe.

c) Jede Erkrankung und jeder Todesfall an Bangscher Krankheit, Diphtherie, übertragbarer Gehirnentzündung, übertragbarer Genickstarre, Keuchhusten, Körnerkrankheit, Malaria, Rückfallfieber, Scharlach, Trichinose und Weilscher Krankheit.

d) Jede Person, die, ohne selbst krank zu sein, die Erreger der bakteriellen Lebensmittelvergiftung, des Paratyphus, der übertragbaren Ruhr oder des Typhus ausscheidet.

Zur Anzeige sind in der nachgenannten Reihenfolge verpflichtet: 1. der Arzt, der die Krankheit festgestellt hat, 2. der Haushaltsvorstand, 3. jede sonst mit der Behandlung oder Pflege beschäftigte Person, 4. der Wohnungsinhaber oder Hauswirt, 5. der Leichenschauer.

Desgleichen ist bei einem Wechsel der Wohnung oder des Aufenthaltsortes sowie bei der Krankenhausaufnahme und -entlassung erneut Anzeige an das für den Aufenthaltsort zuständige Gesundheitsamt zu erstatten. In der Entlassungsanzeige ist anzugeben, ob der Entlassene geheilt ist und ob er die Erreger einer übertragbaren Krankheit noch ausscheidet. Das Gesundheitsamt hat nach Empfang der Anzeige unverzüglich die Ortspolizeibehörde zu benachrichtigen.

Außer den in den Seuchengesetzen angeführten übertragbaren Krankheiten sind in diesem Abschnitt noch einige andere ansteckende Krankheiten kurz behandelt, die für die Desinfektoren oder Krankenpflegepersonen eine gewisse Bedeutung haben, nämlich Grippe, Krätze, Masern, Syphilis, Tripper, die Wundinfektions- und zwei Wurmkrankheiten (die Maden- und Spulwürmer).

In dem folgenden Frage- und Antwortspiel sind die aufgeführten Krankheiten hinsichtlich ihrer Erreger und ihres Vorkommens, ferner in bezug auf ihre Verbreitungs- und Bekämpfungsweise nur insoweit erörtert, als dies zur Erlangung des notwendigen Verständnisses seitens der in der Desinfektion auszubildenden Personen erforderlich ist. Denn nur diejenigen Desinfektoren und Krankenpflegepersonen werden Desinfektionen zweckmäßig und zuverlässig ausführen, welche das Wesen und die Verbreitungsweise der einzelnen ansteckenden Krankheiten erfaßt haben.

Um jedoch ein Überschreiten des Rahmens des Buches zu vermeiden, wurde von der Erörterung von allem nicht Wissensnotwendigen, z. B. von einer — wenn auch kurzen — Beschreibung der Symptomatologie der übertragbaren Krankheiten abgesehen.

Nur hinsichtlich einer Infektionskrankheit soll hier — in dem zusammenhängenden Text — in bezug auf ihr Wesen, ihre Verbreitungsart und Bekämpfung etwas näher eingegangen werden, weil sie unsere wichtigste einheimische Volksseuche ist und in den Jahren nach dem zweiten Weltkriege eine beträchtliche Zunahme erfahren hat, nämlich die **Tuberkulose.**

Die Krankheit wird durch den im Jahre 1882 von Robert Koch entdeckten Tuberkelbazillus hervorgerufen. Er ist ein schlankes, sehr widerstandsfähiges Stäcbhen.

Man unterscheidet hinsichtlich ihres Sitzes folgende Hauptformen der Tuberkulose: 1. die Lungentuberkulose, 2. die Drüsentuberkulose, 3. die Knochen- und Gelenktuberkulose, 4. die Darmtuberkulose, 5. die Nierentuberkulose.

Die häufigste und gefährlichste aller Tuberkuloseformen ist die Lungentuberkulose. Sie macht im Beginn nur wenig ausgeprägte Erscheinungen, die in leichtem Husten (ohne oder mit Auswurf), Brust- oder Rückenstichen, geringem unregelmäßigem Fieber, angegriffenem Aussehen, Mattigkeit, leichter Ermüdbarkeit, Appetitmangel und vor allem auffallender Gewichtsabnahme bestehen. Schreitet die Erkrankung fort, so nehmen Husten und Auswurf, Gewichtsabnahme und Fieber zu, ferner stellen sich Kurzatmigkeit, Nachtschweiße und nicht selten Bluthusten oder gar Blutsturz ein. Sehr wichtig ist die frühzeitige ärztliche Feststellung der Erkrankung und die bakteriologische Untersuchung des Auswurfs. Werden dabei Tuberkelbazillen im Auswurf festgestellt, so spricht man von „offener" Tuberkulose im Gegensatz zur „geschlossenen" Tuberkulose, bei welcher der Kranke keine Tuberkelbazillen ausscheidet.

Menschen mit offener Tuberkulose stellen die Hauptquelle für die Weiterverbreitung der Krankheit dar; sie sind daher eine große Gefahr für ihre Umgebung.

Ein gesunder, kräftiger Körper wird mit wenigen, nur gelegentlich aufgenommenen Tuberkelbazillen leicht fertig, er gewinnt dadurch unter Umständen sogar einen gewissen Schutz gegen spätere Ansteckung. Anders jedoch, wenn die Ansteckung einen geschwächten, stark unterernährten Körper trifft, wie es bei den bekannten, heutigen, sehr dürftigen Ernährungsverhältnissen häufig der Fall ist, zumal wenn sie oft und mit zahlreichen, frisch ausgeschiedenen Tuberkelbazillen in schlecht gelüfteten Wohnungen erfolgt. Vollends wird eine Infektion unter diesen Umständen noch leichter zustande kommen, wenn sie einen Menschen mit einer vererbten Tuberkulosedisposition befällt.

An dieser Stelle sei noch betont, daß es zwecks Verhütung der Tuberkulose darauf ankommt, der gefährdeten Bevölkerung an Nahrungsmitteln nicht nur eine ausreichende Kalorienzahl überhaupt zuzuführen, sondern auch die Nahruug hochwertig zu gestalten, d. h. für einen genügenden Gehalt an tierischem Eiweiß uud tierischem Fett zu sorgen.

Die Haupteingangspforten für die Tuberkelbazillen sind Mund und Nase und von da weiter die Atmungswege. Die Übertragung geht meist von einem an offener Tuberkulose erkrankten Menschen aus, der beim Husten, Sprechen und Niesen kleine tuberkelbazillenhaltige Schleimtröpfchen in die Luft schleudert. Atmet ein anderer Mensch diese in der Luft schwebenden Tröpfchen ein, so können die Tuberkelbazillen sich in seinem Körper ansiedeln und sich vermehren (Tröpfcheninfektion).

Die Krankheitskeime können aber auch in Staubform in die Atmungswege gelangen, wenn der Auswurf Gelegenheit hatte, einzutrocknen und alsdann mehr oder weniger große Mengen des an Taschentüchern, Kleidern, Betten oder am Fußboden angetrockneten Auswurfs bei Reinigungsmaßnahmen aufgewirbelt und von Gesunden eingeatmet werden (Staubinfektion).

Außerdem können die Tuberkelbazillen durch unreine Hände oder unreine Gebrauchsgegenstände wie Kleidung und Wäschestücke (insbesondere Taschentücher), Eß- und Trinkgeschirr übertragen werden (sog. Schmierinfektion). Bezüglich der letzteren sind besonders die Kinder gefährdet durch das Kriechen auf dem Fußboden des Krankenzimmers, das Anfassen auswurfbeschmutzter Gegenstände mit nachfolgendem Einführen der Finger in Mund und Nase (Fingerlutschen, Fingerlecken beim Umblättern, Bohren in der Nase und ähnlichen Untugenden) sowie durch das

Abwischen des Mundes und der Nase von Kindern mit den gebrauchten Taschentüchern von Kranken.

Auch durch unmittelbare Berührungen können Tuberkelbazillen von Kranken auf Gesunde übergehen, z. B. beim Küssen.

Kleine Kinder können unter Umständen auch durch den Genuß von Milch, die von Kühen mit Eutertuberkulose (Perlsucht) stammt, infiziert werden (daher Abkochen der Milch notwendig!).

Schließlich tragen auch die Stubenfliegen nicht unerheblich zur Übertragung der Tuberkulose bei, und zwar dadurch, daß sie feinste Auswurfteilchen auf Nahrungsmittel und sonstige Gegenstände verschleppen. Den Fliegen ist auch aus diesem Grunde der schärfste Vernichtungskampf anzusagen. Siehe S. 114—116.

Der Verbreitung der Lungentuberkulose ist auch sehr förderlich die schon erwähnte große Widerstandsfähigkeit des Tuberkelbazillus, die seiner wachsartigen Hülle zugeschrieben wird. Es ist bekannt, daß Tuberkelbazillen in dickeren Auswurfballen sich viele Monate lebensfähig halten. Sie sind, in dünnen Auswurfschichten angetrocknet und dem zerstreuten Tageslicht ausgesetzt, sogar noch 3 bis 5 Monate lebensfähig je nach der Unterlage, auf der die Antrocknung erfolgt. Ja, selbst in der Form feinster nur ein bis drei Tuberkelbazillen enthaltender Tröpfchen und Stäubchen, die dem gewöhnlichen Tageslicht — nicht Sonnenlicht — ausgesetzt waren, wurden sie bis zu 14 Tagen lebensfähig gefunden, in Kellern noch erheblich länger.

Welche Schutzmaßregeln sollen gegen die Übertragung der Tuberkulose angewendet werden?

Sofern der Kranke überhaupt in seiner Wohnung belassen werden kann, soll er möglichst sein eigenes Krankenzimmer haben. Der Kranke soll so streng wie möglich von kleinen Kindern abgesperrt gehalten werden. Das Krankenzimmer soll möglichst hell und sonnig sein, keine unnötigen Ausstattungsstücke, wie Tischdecken, Teppiche u. dgl. erhalten. Der Fußboden des Zimmers muß täglich mit einem reinen Scheuertuch feucht aufgewischt werden. Kein Kehren und kein Staubwischen mit trockenem Tuche! Häufiges Lüften des Zimmers, womöglich auch nachts! Der Kranke muß sein eigenes Eß- und Trinkgeschirr und ebenso eigenes Waschgerät und Handtuch benutzen.

Bezüglich der Verhütung der Tröpfcheninfektion haben der Kranke einerseits und die Angehörigen und der Pfleger andererseits bestimmte Vorschriften zu beachten:

1. Der Kranke soll bei Hustenstößen sich stets auf doppelte Armlänge von den Gesunden (namentlich Kindern) fernhalten, die Hand oder ein Taschentuch vor Mund und Nase halten und den Kopf abwenden.

2. Angehörige und Pfleger sollen während der Hustenstöße stärkere Annäherungen unterlassen oder, wenn der Kranke der Hilfe bedarf, von rückwärts an ihn herantreten.

Zur Verhütung der Berührungs- und Schmierinfektion muß vor allem darauf gedrungen werden, daß der Kranke seinen Auswurf stets in sein Spuckfläschchen oder einen Spucknapf und nie auf den Fußboden entleert. Die Taschentücher, mit denen der Kranke am Munde haftende Auswurfreste abwischt, sollen nur kurze Zeit getragen und bis zur Desinfektion in einem Wäschebeutel gesammelt werden. Die Kleider sollen da, wo sie mit Auswurf beschmutzt sind, insbesondere an den Tascheneingängen, häufig mit 5%iger Parmetol- oder 5%iger Sagrotanlösung befeuchtet werden. Die Hände des Kranken sind häufig mit Seife zu reinigen und mit 5%iger Parmetol- oder 5%iger Sagrotanlösung zu desinfizieren.

Im übrigen sei hinsichtlich der Durchführung der Desinfektionsmaßnahmen bei der Tuberkulose auf das auf S. 72 u. ff. und S. 87 u. ff. Gesagte verwiesen.

Die Entstehung von tuberkelbazillenhaltigem Staub kann durch die möglichste Vermeidung einer Verschmutzung von Taschentüchern, Kleidern, Betten und des Fußbodens erheblich verringert werden. Ein Aufwirbeln von Staub beim Zurechtmachen der Betten, Reinigen der Kleider und des Gebrauchs des Taschentuchs soll durch vorsichtiges Hantieren möglichst eingeschränkt werden. Die Pflegepersonen können sich während des Bettenmachens und Säuberns eines Lungenkranken vor einer Infektion durch bazillenhaltige Stäubchen und Tröpfchen dadurch schützen, daß sie während dieser Verrichtungen ein Tuch oder eine Mullbindenlage vor Mund und Nase tragen.

Aus dem Geschilderten geht hervor, daß man die Übertragung von Tuberkelbazillen auf Gesunde bei der nötigen Vorsicht und Beharrlichkeit weitgehend verhüten kann und daß gelegentliche Infektionen unter günstigen hygienischen Umweltbedingungen von in gutem Ernährungs- und Kräftezustand befindlichen gesunden Personen meist überwunden werden.

Aber wie steht es heute damit nach dem von Deutschland verlorenen Hitlerkrieg? Daß, abgesehen von den Selbstversorgern, ein großer Teil des deutschen Volkes sich in einem Hungerzustand befindet, ist allgemein bekannt. Es ist aus diesem Grunde nicht zu verwundern, daß sowohl die Erkrankungs- als auch die Sterbeziffern an Tuberkulose seit dem Kriegsende ganz erheblich zugenommen haben.

Zunächst müssen die stärksten Hebel an die Hebung des Ernährungs- und Kräftezustandes der Bevölkerung gesetzt werden, um ihre Widerstandskraft gerade gegenüber der Tuberkulose zu erhöhen.

Zu der katastrophalen Ernährungslage des deutschen Volkes kommt das große Wohnungselend, das durch die enorme Überfüllung der noch bewohnbaren Unterkünfte entstanden ist. Die stark überbelegten Wohnungen sind durch die zunehmende Verschmutzung aus Mangel an ausreichenden Reinigungsmitteln, insbesondere Seife, und Reinigungsgeräten hygienisch immer bedenklicher geworden. Man kann sich leicht die große Gefahr vorstellen, die in einer vor Schmutz starrenden Behausung ein rücksichtsloser oder gleichgültig gewordener Offentuberkulöser mit seinem Husten und Spucken für seine Umgebung und für die Verbreitung der Tuberkulose bedeutet, besonders aber für Kinder, die in solch schlecht gelüfteten, unbesonnten und oft feuchten Räumen der Tröpfchen-, Staub- und Schmierinfektion ausgesetzt sind.

Aber auch unter den gegenwärtigen Verhältnissen, wo wir schwer gegen Hunger und Wohnungselend sowie Schmutz ankämpfen müssen, läßt sich durch die Organe der öffentlichen Gesundheitspflege und durch die Ärzte schon viel erreichen, wenn die Tuberkulose, insbesondere die Lungentuberkulose, mehr von dem Standpunkt der Seuchenbekämpfung angesehen und angefaßt wird als bisher. Gewiß haben die bei den Gesundheitsämtern errichteten Auskunfts- und Fürsorgestellen in Zusammenarbeit mit den Ärzten und anderen in Frage kommenden Stellen durch Auffindung der Seuchenherde, Herbeiführung der geeigneten — eventuell auch chirurgischen und chemotherapeutischen — Behandlung in Heilstätten, Tuberkulosekliniken u. dgl., ferner durch die Hebung der Abwehrkraft der Gefährdeten, Aufklärung der Bevölkerung über die Tuberkulose als Volkskrankheit usw., namentlich in der Vorkriegszeit, schon viel im Sinne der Seuchenbekämpfung erreicht; jedoch genügen diese Maßnahmen unter den heutigen verschlechterten hygienischen Verhältnissen zu einer verschärften Bekämpfung der Krankheit, als der gefährlichsten Volksseuche, nicht mehr.

Zu den verschärften Bekämpfungsmaßnahmen gehört vor allem die möglichste Isolierung derjenigen Tuberkulosekranken, die mit ihrer offenen Tuberkulose eine stete Gefahr für ihre Umgebung bilden. Solche bazillenstreuende Offentuberkulöse gehören in Heilstätten, Tuberkulosekrankenhäuser und sonstige geeignete Anstalten. Eine Handhabe zu dem evtl. zwangsweisen Vorgehen der Anstaltsunterbringung bzw. zur Asylierung von offenen Tuberkulosekranken mit unsozialem Verhalten bzw. in unsozialer Lage bietet § 11, Abs. 2 der Verordnung zur Bekämpfung übertragbarer Krankheiten vom 1. Dezember 1938. Darin heißt es: „Ist die Absonderung in der Wohnung nicht einwandfrei durchzuführen oder werden nach der Feststellung des Gesundheitsamtes die angeordneten Schutzmaßnahmen nicht befolgt oder besteht infolge des Verhaltens des Kranken oder Krankheitsverdächtigen die Gefahr der Verbreitung der Krankheit, so kann die Unterbringung in ein Krankenhaus oder einer anderen geeigneten Anstalt auf Vorschlag des Gesundheitsamtes durch die Polizeibehörde auch gegen den Willen des Betroffenen angeordnet werden.“

Von diesem Recht der Zwangsasylierung wird jedoch unter den heutigen unhygienischen Verhältnissen seitens der zuständigen Behörden im allgemeinen noch viel zu wenig Gebrauch gemacht. Überall da, wo dem Offentuberkulösen kein Krankenzimmer für sich allein zugewiesen werden kann, und wo Kinder aus seiner Umgebung (Wohnung) nicht anderswo untergebracht werden können, sollte die Absonderung — evtl. zwangsweise — in einem Krankenhaus oder einer anderen geeigneten Anstalt erfolgen.

Zu der Absonderung der Offentuberkulösen gehört natürlich wie bei jedem Seuchenkranken die zuverlässig ausgeführte laufende Desinfektion. Die lange Dauer der Krankheit dürfen die mit der Pflege der Kranken vertrauten Personen in der Durchführung der Desinfektionsmaßnahmen — schon in ihrem eigenen Interesse — nicht gleichgültig werden oder gar erlahmen lassen, um so weniger, als die auf S. 72 u. ff. geschilderten, vorschriftsmäßig durchgeführten Desinfektionsmaßregeln eine wirksame Abtötung der Tuberkelbazillen im Auswurf, an der Wäsche usw. Tuberkulöser gewährleisten.

Frage:	**Antwort:**
67. Wodurch wird der **Aussatz** (Lepra) hervorgerufen?	**67.** Durch den Leprabazillus, ein dem Tuberkelbazillus sehr ähnliches Stäbchen.
68. Wo finden sich die Leprabazillen und von wo werden sie am reichlichsten ausgeschieden?	**68.** Sie finden sich in den erkrankten Organen, vor allem in krankhaft veränderten Teilen der Haut und der Schleimhäute (besonders der Nase). Sie werden am reichlichsten von den Geschwüren der Nasenschleimhaut beim Niesen und Husten ausgeschieden.
69. Wie erfolgt die Übertragung des Aussatzes?	**69.** Durch Einatmung bazillenhaltiger Tröpfchen oder direkte Berührungen. (Die Infektionsweise ist noch nicht ganz geklärt.)
70. Worin besteht die Hauptschutzmaßregel gegen den Aussatz?	**70.** Abgesehen von den Desinfektionsmaßnahmen in der strengen Absonderung der Kranken in besonderen Heimen (Lepraheimen).
71. Wodurch wird die **Bangsche Krankheit** (in erster Linie eine Krankheit der Rinder) verursacht?	**71.** Durch ein äußerst kleines, unbewegliches Stäbchen, den Abortus-Bang-Bazillus.
72. Wie äußert sich die Krankheit bei den Rindern?	**72.** In einem seuchenhaften Verkalben (Abortieren) der Rinder.

Frage:	**Antwort:**
73. Wie geschieht die Übertragung der Krankheit auf den Menschen?	**73.** 1. Durch den Genuß roher Milch erkrankter Tiere; 2. durch das Eindringen der Erreger durch die äußere Haut und die Schleimhäute.
74. Wo finden sich die Erreger beim erkrankten Menschen?	**74.** Hauptsächlich im Blute.
75. Sind bezüglich der Weiterverbreitung der Krankheit durch den Menschen besondere Maßnahmen, insbesondere Desinfektionsmaßnahmen, erforderlich?	**75.** Nein.
76. Warum nicht?	**76.** Weil eine Weiterverbreitung der Krankheit durch erkrankte Menschen nicht zu befürchten ist.
77. Wodurch wird die **Cholera** verbreitet?	**77.** Durch den von Robert Koch entdeckten Choleravibrio, den sog. Kommabazillus.
78. Was ist hinsichtlich der Widerstandsfähigkeit der Choleravibrionen zu bemerken?	**78.** Sie sind sehr empfindlich gegen Austrocknung und können daher durch Luftströmungen nicht verbreitet werden.
79. Womit werden die Choleravibrionen ausgeschieden?	**79.** Mit den Stuhlentleerungen und dem Erbrochenen.
80. Wie erfolgt die Übertragung der Cholera?	**80.** Die Übertragung der Cholera erfolgt dadurch, daß Teile der Stuhlentleerungen durch beschmutzte Finger, Nahrungsmittel, infizierte Wäsche, Kleider u. dgl. in den Mund gesunder Personen gelangen; sehr häufig auch durch Wasser (Bäche und Flüsse), in welches Choleraabgänge gelangt sind. Oft sind auch Fliegen die Überträger.
81. Welche Leute sind infolge ihres Berufes der Choleragefahr besonders ausgesetzt?	**81.** Schiffer und Flößer.
82. Können nur schwer an Cholera erkrankte Personen die Krankheit verbreiten?	**82.** Nein, auch Leichtkranke, Genesende, ja sogar völlig Gesunde, welche mit ihrem geformten Stuhlgang Cholerabazillen ausscheiden (Bazillenträger).
83. Auf welchem Wege gelangen die Cholerabazillen in den menschlichen Körper?	**83.** Vom Mund aus durch den Magen-Darmkanal.
84. Was folgt daraus für den Krankenpfleger?	**84.** Er soll unnütze Berührungen des Kranken vermeiden und darauf achten, daß er nicht mit undesinfizierten Fingern seinen Mund und seine Nase berührt.
85. Wie sollen sich die Krankenpflegepersonen bezüglich der Desinfektion ihrer Hände, die häufig die Übertragung vermitteln, verhalten?	**85.** Sie sollen, schon bevor sie den Kranken, seine Wäsche, das Stechbecken oder andere Gegenstände, die mit dem Stuhlgang verunreinigt sein können, berühren, die Hände in 0,5%iger Chloramin- oder 2%iger Sagrotanlösung waschen, ebenso jedesmal, wenn die Hände durch Stuhlgang oder Erbrochenes verunreinigt sind.

Frage:	**Antwort:**
86. Was gilt für die Berührung der Leiche?	**86.** Dasselbe wie für die Berührung des lebenden Kranken.
87. Was ist sonst noch vom Beginn bis zur Beendigung der Erkrankung sorgfältig zu desinfizieren?	**87.** Stuhlentleerungen und Erbrochenes und alle etwa damit beschmutzten Gegenstände (s. spezieller Teil).
88. Worin sind die näheren Bestimmungen über die Isolierung des Kranken und die Durchführung der sonstigen Absperrungs- und Bekämpfungsmaßnahmen enthalten?	**88.** In dem Reichsseuchengesetz vom 30. Juni 1900 und den dazu ergangenen Anweisungen.
89. Wodurch wird die **Diphtherie** hervorgerufen?	**89.** Durch den Diphtheriebazillus.
90. Was ist hinsichtlich der Widerstandsfähigkeit der Diphtheriebazillen zu bemerken?	**90.** Starkes, zur Staubform führendes Eintrocknen tötet sie ab; dagegen können sie in dickeren Schichten und gegen Licht geschützt monatelang lebensfähig bleiben.
91. Worin sind die Diphtheriebazillen enthalten?	**91.** In den entzündeten Teilen und in den Absonderungen des Rachens und der Nase.
92. Auf welche Weise erfolgt die Übertragung der Diphtherie?	**92.** Sie erfolgt auf zweierlei Weise: 1. dadurch, daß beim Husten, Schreien und Sprechen keimhaltige Tröpfchen in die Luft geschleudert werden, die dann durch die Atmung in Nase und Rachen des Gesunden gelangen können (sog. Tröpfcheninfektion); 2. in der Weise, daß die Absonderungen von Mund oder Nase des Kranken auf die Finger, auf Taschentücher oder Handtücher, Trinkgläser, Löffel oder andere Gegenstände und von hier aus in den Mund oder Nase gesunder Personen gelangen (sog. Berührungs- oder Kontaktinfektion).
93. Wie müssen sich daher unter Berücksichtigung dieser beiden Verbreitungsarten die mit der Wartung des Kranken beschäftigten Personen verhalten?	**93.** Sie müssen 1. bei Hustenanfällen der Kranken ihr Gesicht nicht ohne besondere Veranlassung auf weniger als doppelte Armlänge dem Kranken nähern und bei Handreichungen möglichst von hinten an ihn herantreten; 2. vor allem auf ihre Hände achten, unnötige Berührungen des Kranken unterlassen und es vermeiden, mit den Fingern ihren Mund oder ihre Nase zu berühren.
94. Wie sollen sich die Krankenpfleger in Erkenntnis der Gefährlichkeit der Berührung des Kranken und seiner Absonderungen bezüglich der Desinfektion ihrer Hände verhalten?	**94.** Sie sollen, schon bevor sie den Kranken, seine Wäsche, das Spuckgefäß oder andere Gegenstände, die mit den Absonderungen des Kranken verunreinigt sein können, berühren, die Hände in 0,5%iger Chloramin- oder 2%iger Sagrotanlösung waschen, ebenso nachher und dann jedesmal, wenn die Hände durch die Absonderungen des Kranken verunreinigt worden sind.

Frage:	Antwort:
95. Was gilt für die Berührung der Leiche?	**95.** Dasselbe wie für die Berührung des lebenden Kranken.
96. Wie lange ist der Kranke ansteckungsfähig?	**96.** Solange er in seinem Munde Diphtheriebazillen beherbergt, was wochen-, zuweilen monatelang dauern kann.
97. Welche Personen kommen auch noch häufig außer dem Kranken für die Verbreitung der Krankheit in Betracht?	**97.** Gesunde Personen in der Umgebung des Kranken, die nicht selten die Krankheitskeime im Rachen oder in der Nase beherbergen (Bazillenträger).
98. In welcher Weise sind daher diese Bazillenträger mit Bezug auf die von ihnen ausgehende Gefahr zu belehren?	**98.** Erwachsene und ältere Kinder sind darüber wiederholt zu belehren, daß sie durch häufiges Händewaschen, Vermeiden von Küssen, unnötigen Berührungen, durch Gebrauch von eigenem Eß-, Trink- und Waschgerät und Desinfektion der Taschentücher eine Ansteckung verhüten können.
99. Auf welche Weise sind Diphtherie-Bazillenträger festzustellen?	**99.** Durch bakteriologische Untersuchungen der Rachen- und Nasenabstriche in einer bakteriologischen Untersuchungsanstalt.
100. In welchem Umfange sollten bakteriologische Untersuchungen in jedem Diphtheriefall vorgenommen werden?	**100.** Bei allen Wohnungsgenossen des Kranken sowie nach seiner Genesung bei ihm selbst.
101. Welches ist der Erreger des **Fleckfiebers?**	**101.** Ein virusähnliches Kleinlebewesen, Rikkettsia Prowazeki genannt.
102. Wie erfolgt die **Übertragung** des Fleckfiebers?	**102.** Fast ausschließlich durch **Kleiderläuse**, die den Krankheitserreger mit dem Krankenblut aufnehmen und durch Biß auf Gesunde übertragen; in Ausnahmefällen auch durch eingetrockneten, die Krankheitserreger enthaltenden Läusekot, der Ursache einer sog. Stäbcheninfektion werden kann.
103. Wo lebt die **Kleiderlaus** vorzugsweise?	**103.** In den Kleidungsstücken und in der Leibwäsche, häufig auch in den Betten und in der Bettwäsche.
104. In welcher Form sind die Läuse besonders widerstandsfähig?	**104.** In der Form ihrer Eier, bei den Läusen auch Nissen genannt.
105. Wo legt die Kleiderlaus ihre Eier ab?	**105.** In den Nähten und Falten der Wäsche und Kleider, unter Knöpfen usw.; bei stark verlausten Personen findet man die Eier auch an den Körperhaaren, hauptsächlich in der Achsel-, Scham- oder Aftergegend.
106. Welche **Maßnahmen** kommen daher zur Bekämpfung des Fleckfiebers in erster Linie in Betracht?	**106.** In erster Linie die **Maßnahmen zur Vernichtung der Kleiderläuse** (s. Abschn. IV A 1), ferner auch Maßnahmen zur Desinfektion im engeren Sinne.
107. Welches ist der Erreger der **übertragbaren Gehirnentzündung?**	**107.** Der Erreger der übertragbaren Gehirnentzündung ist ein bestimmtes Virus, das Virus der übertragbaren Gehirnentzündung.

Frage:	**Antwort:**

108. Worin ist der Ansteckungsstoff der Krankheit enthalten?

108. Vor allem in den Absonderungen des Rachens und der Nase, außerdem auch im Stuhlgang und Urin.

109. Auf welche Weise erfolgt die Übertragung der Krankheit?

109. Sie erfolgt auf zweierlei Weise:
1. dadurch, daß beim Husten, Räuspern und Niesen keimhaltige Tröpfchen in die Luft geschleudert werden, die dann durch die Atmung in Nase und Rachen des Gesunden gelangen können;
2. dadurch, daß die Absonderungen des Rachens und der Nase, aber auch Teile der Stuhlentleerungen und des Urins durch beschmutzte Finger, Nahrungsmittel, Taschentücher oder Handtücher, Trinkgläser, Löffel oder andere Gegenstände in den Mund gesunder Personen gelangen.

110. Welche hauptsächlichen Schutzmaßnahmen finden bei der übertragbaren Gehirnentzündung statt?

110. Die Absonderung des Kranken, die Beobachtung krankheits- und ansteckungsverdächtiger Personen und die Durchführung der vorgeschriebenen Desinfektionsmaßregeln (s. Nr. 487 bis 498 und Nr. 622 bis 636).

111. Welches ist der Erreger des **Gelbfiebers?**

111. Das Gelbfiebervirus.

112. Wo findet sich das Gelbfiebervirus?

112. Im Blute und in den Organen von Gelbfieberkranken und in infizierten bestimmten Stechmückenarten.

113. Warum kann sich das Gelbfieber bei uns in Deutschland bzw. in Europa nicht ausbreiten?

113. Weil die zur Übertragung des Gelbfiebers notwendigen Stechmückenarten nur in den Tropen zu existieren vermögen.

114. Welches ist der Erreger der **übertragbaren Genickstarre?**

114. Ein semmelförmiger Doppelkokkus, der Meningokokkus.

115. Was ist hinsichtlich der Widerstandsfähigkeit der Meningokokken zu bemerken?

115. Sie sterben in der Außenwelt sehr rasch ab.

116. Worin sind die Krankheitserreger enthalten?

116. In den Absonderungen des Rachens und der Nase.

117. Auf welche Weise erfolgt die Übertragung der Meningokokken?

117. Sie erfolgt auf zweierlei Weise:
1. dadurch, daß beim Husten, Räuspern und Niesen keimhaltige Tröpfchen in die Luft geschleudert werden, die dann durch die Atmung in Nase und Rachen des Gesunden gelangen können;
2. dadurch, daß die Absonderungen von Mund und Nase des Kranken auf die Finger, auf Taschentücher oder Handtücher, Trinkgläser, Löffel oder andere Gegenstände und von hier aus in Mund und Nase gesunder Personen gelangen.

2*

Frage: **Antwort:**

118. Wie verhält es sich mit der Empfänglichkeit für die Genickstarre?

118. Es sind nur verhältnismäßig wenig Menschen, insbesondere wenig Erwachsene, für die Krankheit empfänglich, jedoch werden sie sehr oft zu Keimträgern, d. h. sie beherbergen den Krankheitskeim eine Zeitlang in Nase und Rachen, ohne andere Krankheitserscheinungen als leichten Rachenkatarrh zu zeigen, der auch noch fehlen kann.

119. Warum spielen diese Kokkenträger bei der Verbreitung der Krankheit die Hauptrolle?

119. Weil sie durch ihre große Anzahl und ihren freien Verkehr viel mehr geeignet sind, die Erreger zu verbreiten, als die Genickstarrkranken selbst.

120. In welcher Weise müssen zwecks Verhütung der Ausbreitung der Krankheit die Kokkenträger und überhaupt alle Wohnungsgenossen des Kranken über die von ihnen ausgehende Gefahr belehrt werden?

120. Sie müssen über die Übertragungsweise der Krankheit aufgeklärt und belehrt und es müssen ihnen folgende Vorsichtsmaßnahmen ans Herz gelegt werden:

Bei Hustenstößen Abwenden des Kopfes und Vorhalten des Taschentuches, Vermeiden von Küssen und unnötigen Berührungen, häufiges Händewaschen, Gebrauch von eigenen Hand- und Taschentüchern, Desinfektion der Taschentücher.

121. Welche Schutzmaßnahmen finden außerdem beim Kranken selbst noch Anwendung?

121. Die Absonderung des Kranken, die Beobachtung krankheits- und ansteckungsverdächtiger Personen und die Durchführung der vorgeschriebenen Desinfektionsmaßregeln(s. Nr. 487 bis 498 und Nr. 622 bis 636).

122. Wodurch wird die **Grippe** oder **Influenza** (nicht anzeigepflichtig) hervorgerufen?

122. Wahrscheinlich durch ein bestimmtes Virus, das Grippevirus, in Verbindung mit feinsten Bazillen, den Influenzabazillen.

123. Welche Infektionsquellen kommen für die Verbreitung der Krankheit in Betracht?

123. Der Lungen- und Rachenauswurf und der Nasenschleim.

124. Wie kommt die Infektion zu stande?

124. In erster Linie durch die Einatmung der vom Kranken beim Husten, Sprechen und Niesen verspritzten Tröpfchen, ferner durch Berührungen der mit Absonderungen beschmutzten Taschentücher, der Hände des Kranken einerseits und der Schleimhäute des Mundes und der Nase von Gesunden andererseits.

125. Sind besondere Desinfektionsmaßnahmen bei der Grippe erforderlich?

125. Nein (sind auch nicht gesetzlich vorgeschrieben).

126. Warum nicht?

126. Weil der Ansteckungsstoff zu Zeiten von Epidemien weit verbreitet ist und weil derselbe schon von selbst in der Außenwelt sehr rasch abstirbt.

127. Welches ist der Erreger des **Keuchhustens?**

127. Der Erreger des Keuchhustens ist ein sehr kleines Stäbchen, der Keuchhustenbazillus.

Frage:

128. Welche Anschauungen gelten hinsichtlich der Verbreitungsweise des Keuchhustens?

129. Welche hauptsächlichen Schutzmaßnahmen finden bei dem Keuchhusten statt?

130. Wodurch wird das **Kindbettfieber** hervorgerufen?

131. Was ist hinsichtlich der Widerstandsfähigkeit dieser Kokken zu bemerken?

132. Worin finden sich die Erreger des Kindbettfiebers?

133. Wie erfolgt die Übertragung des Kindbettfiebers?

134. Worauf haben sich die Desinfektionsmaßnahmen bei bzw. nach Ablauf eines Kindbettfieberfalles zu erstrecken?

135. Wodurch wird die **übertragbare Kinderlähmung** hervorgerufen?

136. Wo findet sich der Krankheitserreger?

137. Wie findet wahrscheinlich die Übertragung des Krankheitskeimes statt?

138. Wie gestalten sich die Maßnahmen zur Bekämpfung der Krankheit?

139. Wodurch wird die **Körnerkrankheit (Granulose, Trachom)** hervorgerufen?

140. Worin ist der Anstekkungsstoff der Körnerkrankheit enthalten?

Antwort:

128. Im wesentlichen die gleichen wie bei der Grippe (siehe Nr. 123 und 124).

129. Die Absonderung des Kranken und die Desinfektion seiner katarrhalischen Ausscheidungen, Wäsche und Gebrauchsgegenstände.

130. Durch Haufen- oder meist Kettenkokken.

131. Sie sind im allgemeinen ziemlich widerstandsfähig, auch gegen Austrocknung.

132. Im Blut und in den Absonderungen aus den Geschlechtsteilen von Kindbettfieberkranken.

133. Dadurch, daß die Kindbettfiebererreger durch Hände oder Instrumente, welche mit Wochenfluß, der damit infizierten Wäsche, Vorlagen, Verbandstoffen u. dgl. in Berührung gekommen sind, auf die Geschlechtsteile gesunder Gebärenden oder Wöchnerinnen gebracht werden.

134. 1. Auf die Desinfektion der mit dem Wochenfluß verunreinigten Gegenstände, Vorlagen, Verbandmittel, Wäsche u. dgl.;

2. auf die Reinigung und Desinfektion des Körpers der Hebamme oder Pflegerin, ferner ihrer Instrumente, Wäsche und Kleidung.

135. Durch ein auch mit Hilfe des Mikroskops nicht sichtbares (filtrierbares) Virus, das Virus der übertragbaren Kinderlähmung.

136. Der Krankheitserreger findet sich im Mund- und Rachenschleim, in den Darmentleerungen und im Urin, und zwar nicht nur bei gelähmten Kranken, sondern auch bei leicht Erkrankten, ja sogar bei Gesunden der Umgebung.

137. Durch Berührungen der Ausscheidungen des Kranken bzw. der damit verunreinigten Gegenstände oder durch Hustentröpfchen; vielleicht wirkt auch eine Blutübertragung durch eine Stechfliege ansteckend.

138. In gleicher Weise wie bei der Genickstarre; außerdem hat noch die Desinfektion sämtlicher Ausscheidungen der Kranken und Krankheitsverdächtigen und aller mit ihnen beschmutzten Gegenstände stattzufinden.

139. Wahrscheinlich durch ein auch mit Hilfe des Mikroskops nicht sichtbares (filtrierbares) Virus, das Virus der Körnerkrankheit.

140. In den Absonderungen der Augen des Kranken.

Frage:

141. Wie erfolgt die Übertragung der Krankheit?

142. Welche Gegenstände sollten deshalb dem Kranken zwecks Verhütung der Weiterverbreitung der Krankheit zur alleinigen Verfügung stehen?

143. Wie sollen sich der Kranke und seine Umgebung bezüglich der Berührung der Augen verhalten?

144. Wie sollen sich der Kranke und seine Umgebung in Rücksicht auf die Gefährlichkeit der Berührungen der kranken Augen, der Verbandläppchen, Handtücher u. dgl. bezüglich der Desinfektion der Hände verhalten?

145. Welche Desinfektionsmaßnahmen haben sonst noch stattzufinden?

146. Wodurch wird die **Krätze** (nicht anzeigepflichtig) hervorgerufen?

147. Wie kommt die Übertragung der Krankheit zustande?

148. Wie geschieht die Vernichtung der Krätzmilben an Betten, gebrauchter Wäsche und Kleidungsstücken?

149. Wodurch werden **bakterielle Lebensmittelvergiftungen** (Fleisch-, Wurst-, Fisch- usw. Vergiftung) hervorgerufen?

150. Warum spricht man in solchen Fällen von Lebensmittelvergiftung?

Antwort:

141. 1. Entweder durch direkte Berührung dergestalt, daß die Finger mit den Absonderungen verunreinigt werden und kleine Teile davon beim Reiben und Jucken in ein gesundes Auge bringen, oder
2. auf indirektem Wege durch die gemeinsame Benutzung von Gebrauchsgegenständen, besonders von Waschgeräten, Hand- und Taschentüchern, endlich
3. durch Fliegen, welche etwas von den Absonderungen auf eine gesunde Bindehaut übertragen.

142. Der Kranke sollte ein eigenes Bett haben, jedenfalls aber eigene Waschgeräte, Hand- und Taschentücher benutzen. Er darf daher auch keine öffentlichen Badeanstalten besuchen.

143. Er selbst sowie seine Umgebung sollen unnötige Berührungen der kranken Augen unterlassen; die Umgebung soll insbesondere auch Berührungen der eigenen Augen vermeiden.

144. Sie sollen schon vor einer durchaus notwendigen Berührung dieser Gegenstände die Hände in 0,5%iger Chloramin- oder 2%iger Sagrotanlösung waschen, ebenso jedesmal nachher, wenn die Hände durch die Absonderungen des Kranken verunreinigt worden sind. (Eine Flasche mit Desinfektionsflüssigkeit sollte daher stets im Krankenzimmer stehen.)

145. Die Desinfektion der Absonderungen und Gebrauchsgegenstände des Kranken (s. Nr. 555 bis 562 und Nr. 666 bis 669).

146. Durch einen den Milben zugehörigen Schmarotzer, der sich in Form von Gängen in die Oberhaut einbohrt.

147. Hauptsächlich durch länger dauernde Berührungen, aber auch durch Betten, Leibwäsche und Kleidungsstücke.

148. Durch die Dampfdesinfektion oder chemische Desinfektionsmittel (z. B. durch 5%ige Kresolseifenlösung).

149. Meist durch die sog. Enteritisbazillen, welche mit dem Bazillus des Paratyphus (s. d.) verwandt sind, seltener durch den gefährlicheren Bazillus botulinus.

150. Weil in solchen Fällen weniger die Zeichen einer Infektion als einer Vergiftung (durch die von Bakterien in den Lebensmitteln gebildeten Gifte) im Vordergrund stehen.

Frage: | **Antwort:**

151. Wo finden sich die Erreger beim erkrankten Menschen?

151. In den Ausscheidungen des Kranken, Stuhl, Urin und Erbrochenem, außerdem nicht selten im Blute.

152. Welche Schutzmaßnahmen sind bei bakterieller Lebensmittelvergiftung erforderlich?

152. Die Ausfindigmachung und Beseitigung der verdorbenen Lebensmittel, die Absonderung des Kranken und die Desinfektion seiner Ausscheidungen.

153. Welches ist der Erreger der **Malaria** (Sumpf- oder Wechselfieber)?

153. Der Erreger ist ein tierisches Kleinlebewesen, das Malaria-Plasmodium.

154. Wo finden sich die Malariaerreger?

154. Ausschließlich im Blute von an Malaria erkrankten Menschen und in infizierten bestimmten Stechmücken (Anophelesmücken), in denen die Malariaparasiten einen bestimmten Entwicklungsgang durchmachen.

155. Wie kommt die Übertragung der Krankheit zustande?

155. Nur durch den Stich von Anophelesmücken, in denen die Malariaerreger den bestimmten Entwicklungsgang durchgemacht haben.

156. In welchen Gegenden kommt die Malaria nur vor?

156. Nur in solchen Gegenden, wo Anophelesmücken vorhanden sind und günstige Bedingungen für ihre Existenz und Fortpflanzung finden (vorzugsweise in sumpfigen, warmen Gegenden).

157. Welche Maßregeln kommen zur Bekämpfung der Malaria in Betracht?

157. 1. Abtötung der Malariaparasiten im menschlichen Körper durch langdauernde Behandlung mit Chinin u. dgl.;

2. Schutz der Gesunden gegen die Mückenstiche durch Moskitonetze, Schleier, Handschuhe u. dgl.;

3. Vernichtung der Stechmücken und ihrer Brut (s. S. 110 u. ff.).

158. Welches ist der Erreger der **Masern** (nicht anzeigepflichtig)?

158. Der Erreger der Masern ist ein bestimmtes Virus, das Masern-Virus.

159. Worin ist der Ansteckungsstoff der Masern enthalten?

159. Im Nasenschleim, Auswurf, in Wäsche und Kleidern.

160. Wodurch erfolgt die Übertragung der Masern?

160. Durch die Absonderungen des Kranken und die damit beschmutzten Gegenstände, ferner durch beim Husten, Sprechen und Niesen verschleuderte Tröpfchen.

161. Weshalb sind besondere Bekämpfungsmaßregeln (mit Ausnahme des Verbots des Schulbesuchs) für Masern nicht vorgeschrieben?

161. Weil sie bei der Flüchtigkeit des Anstekkungsstoffes nicht viel helfen würden und weil die Krankheit meist günstig verläuft.

162. Wodurch wird der **Milzbrand** (in erster Linie eine Tierkrankheit) hervorgerufen?

162. Durch den Milzbrandbazillus, der Dauerformen, sog. Sporen bildet, welche außerordentlich widerstandsfähig sind.

163. Wo finden sich die Milzbrandbazillen im erkrankten Menschen oder Tiere?

163. Im Blut, Eiter, unter Umständen im Lungenauswurf und in den Stuhlentleerungen.

Frage:

164. Wie erfolgt die Übertragung des Milzbrands auf den Menschen?

165. Welche gesetzlichen Bestimmungen hinsichtlich der Bekämpfung des Milzbrands hat der Desinfektor bzw. Pfleger zu beachten?

166. Wodurch wird die **Papageienkrankheit** verursacht?

167. Worin sind die Krankheitskeime beim erkrankten Menschen hauptsächlich enthalten?

168. Wie kommt die Übertragung der Papageienkrankheit auf den Menschen zustande?

169. Wie sollen sich daher unter Berücksichtigung der Übertragungsgefahr die Desinfektoren bei dem Umgang mit den erkrankten Tieren bzw. bei den nötigen Desinfektionsmaßnahmen verhalten?

170. Wodurch wird der **Paratyphus** hervorgerufen?

171. Was ist hinsichtlich der Widerstandsfähigkeit der Paratyphusbazillen zu bemerken?

172. Wie erfolgt die Übertragung bzw. Verbreitung des Paratyphus?

Antwort:

164. Sie erfolgt
1. in der Weise, daß beim Abledern milzbrandkranker Tiere, bei der Verarbeitung von Häuten entweder durch Kratzen mit infizierten Fingern oder in vorhandene kleine Hautwunden die Milzbrandbazillen in die Haut dringen (Hautmilzbrand, namentlich bei Fleischern, Abdeckern, Gerbern usw.);
2. durch Einatmung von Milzbrandsporen (Lungenmilzbrand bei Wollsortierern, Roßhaararbeitern usw.);
3. durch Verzehren rohen Fleisches milzbrandkranker Tiere (Darmmilzbrand).

165. Diejenigen, welche sich auf die Absonderung des Kranken und die Desinfektion (s. Nr. 565 bis 571 und Nr. 672 und 674) beziehen.

166. Durch ein Virus, die sog. Psittakose-Körperchen.

167. Im Lungenauswurf.

168. 1. Durch kranke Papageien oder Wellensittiche, und zwar durch Berührungen von Nasenausfluß und Stuhlgang, durch Biß in den Finger u. dgl., ferner durch Einatmen von keimhaltigen Tröpfchen (beim Niesen und Schreien der Tiere) oder von Staub, den die Tiere in ihrem Käfig aufwirbeln;
2. durch scheinbar gesunde Papageien und Wellensittiche (gesunde Keimträger);
3. vom kranken Menschen auf gesunde Personen durch Berührungen des Kranken und der von ihm benutzten Gegenstände, vor allem aber durch die Einatmung keimhaltiger Tröpfchen.

169. Sie sollen sich selbst durch Anlegen eines Mund- und Nasenschutzes (doppelte Mullbinde mit Watteeinlage) und Tragen von Gummi- oder Lederhandschuhen schützen.

170. Durch dem Typhusbazillus ähnliche, lebhaft bewegliche Stäbchen.

171. Sie haben eine ziemlich große Widerstandsfähigkeit und können in getrocknetem Kot monatelang lebensfähig bleiben.

172. Häufig durch Nahrungsmittel (Fleisch und Milch), im übrigen wie beim Typhus (s. d.).

Frage:	Antwort:
173. Was gilt hinsichtlich der Bekämpfungsmaßregeln?	**173.** Dasselbe wie für Typhus (s. d.).
174. Wodurch wird die **Pest** hervorgerufen?	**174.** Durch den Pestbazillus, ein kurzes unbewegliches Stäbchen.
175. Welche Formen der Pest unterscheidet man beim Menschen?	**175.** Die verhältnismäßig wenig gefährliche Drüsenpest, die Pestblutvergiftung und die äußerst gefährliche Lungenpest.
176. Welche Infektionsquellen kommen bei der Pest hauptsächlich in Betracht?	**176.** Blut und Geschwürsabsonderungen, Auswurf, Erbrochenes, Stuhl und Urin des Erkrankten; ferner pestkranke Ratten bzw. deren Ausscheidungen.
177. Wie kommt die Übertragung der Pest zustande?	**177.** 1. Durch Berührungen der Ausscheidungen bzw. der infizierten Gebrauchsgegenstände des Erkrankten; 2. durch Einatmung der von Lungenpestkranken verstreuten Tröpfchen; 3. durch den Stich von Flöhen pestkranker Ratten.
178. Wie müssen sich daher unter Berücksichtigung der beiden erstgenannten Übertragungsarten die mit der Wartung des Kranken beschäftigten Personen verhalten?	**178.** Sie müssen: 1. auf ihre Hände achten, unnötige Berührungen des Kranken unterlassen und es vermeiden, mit den Fingern ihren Mund oder ihre Nase zu berühren; 2. vor allem bei Hustenstößen des Kranken ihr Gesicht vom Kranken möglichst fernhalten und bei Handreichungen von hinten an ihn herantreten. (Bei Lungenpestkranken empfiehlt es sich, eine Schutzmaske zu tragen.)
179. Welche reichsgesetzlichen Bestimmungen hinsichtlich der Bekämpfung der Pest hat der Desinfektor oder Pfleger zu befolgen?	**179.** Diejenigen, welche sich auf die strenge Absonderung der kranken, krankheitsverdächtigen, unter Umständen auch der ansteckungsverdächtigen Personen beziehen und die gründliche Durchführung der Desinfektion (s. Nr. 440 bis 485 und Nr. 580 bis 599).
180. Wodurch werden die **Pocken** verursacht?	**180.** Durch ein Virus, die sog. Paschenschen Körperchen.
181. Was ist hinsichtlich der Widerstandsfähigkeit des Pockenerregers zu bemerken?	**181.** Er ist sehr widerstandsfähig, insbesondere auch gegen Austrocknung.
182. Worin ist der Erreger beim Pockenkranken enthalten?	**182.** Er ist im Pustelinhalt, im Auswurf, Nasenschleim und in den Hustentröpfchen des Kranken enthalten.
183. Welche Infektionsquellen kommen bei den Pocken hauptsächlich in Betracht?	**183.** Wäsche, Kleider, Betten und alle sonstigen von dem Kranken benutzte Gegenstände, ferner vor allem die von dem Kranken beim Husten und Sprechen verschleuderten Tröpfchen.
184. Wie kommt die Übertragung der Pocken zustande?	**184.** Durch Berührungen des Kranken und der von ihm benutzten Gegenstände, vor allem aber durch die Einatmung keimhaltiger Tröpfchen und Stäubchen.

Frage:

Antwort:

185. Welche reichsgesetzlichen Bestimmungen hinsichtlich der Bekämpfung der Pocken sind für den Desinfektor oder Pfleger von besonderer Wichtigkeit?

185. Diejenigen, welche sich auf die Absperrung der kranken, krankheits- und ansteckungsverdächtigen Personen beziehen, die Vorschriften über die Desinfektion (s. Nr. 440 bis 485 und Nr. 580 bis 599) und über die Schutzpockenimpfung.

186. Wodurch wird der **Rotz** (in erster Linie eine Krankheit der Pferde) hervorgerufen?

186. Durch ein kleines, unbewegliches Stäbchen, den Rotzbazillus.

187. Wo finden sich die Rotzbazillen beim erkrankten Menschen?

187. In den Geschwüren der Nasenschleimhaut, der Haut und im Blute.

188. Wie erfolgt die Übertragung der Krankheit?

188. Durch Berührungen mit dem Nasenschleim, dem Eiter oder Blute rotzkranker Menschen oder Tiere.

189. Welche gesetzlichen Bestimmungen hinsichtlich der Bekämpfung des Rotzes hat der Desinfektor bzw. Pfleger zu beachten?

189. Diejenigen, welche sich auf die Absonderung des Kranken und die Desinfektion (s. Nr. 565 und 571 und Nr. 672 und 674) beziehen.

190. Wodurch wird das **Rückfallfieber** hervorgerufen?

190. Durch ein korkzieherartig gewundenes Bakterium, eine bestimmte Spirochätenart.

191. Wo finden sich die Erreger?

191. Im Blute des Kranken.

192. Wie erfolgt die Übertragung der Krankheit?

192. Durch Kleider- und Kopfläuse, viel seltener durch Wanzen.

193. Worauf haben sich die Bekämpfungsmaßregeln in erster Linie zu erstrecken?

193. Auf die Vertilgung des Ungeziefers, insbesondere der Läuse und Wanzen.

194. Wodurch wird die einheimische **Ruhr** hervorgerufen?

194. Durch plumpe, unbewegliche Stäbchen, die Ruhrbazillen, von denen es verschiedene Arten gibt.

195. Was ist hinsichtlich der Widerstandsfähigkeit der Ruhrbazillen zu bemerken?

195. Sie sind, namentlich gegenüber der Austrocknung, nicht besonders widerstandsfähig.

196. Worin ist der Ansteckungsstoff enthalten?

196. Er ist ausschließlich in den Stuhlentleerungen (nicht im Urin) enthalten, und zwar gelegentlich auch bei chronisch Kranken, sog. Dauerausscheidern.

197. Wie erfolgt die Übertragung der Ruhr?

197. Sie erfolgt dadurch, daß Teile der Stuhlentleerungen durch beschmutzte Hände, Nahrungsmittel oder andere Gegenstände in den Mund gesunder Personen gelangen.

198. Wie sollen sich deshalb die Krankenpfleger mit Bezug auf ihre Hände verhalten?

198. Sie sollen unnütze Berührungen des Kranken vermeiden und darauf achten, daß sie nicht mit den Fingern ihren Mund oder ihre Nase berühren.

Frage:	**Antwort:**

199. Wie sollen sich die Krankenpfleger in Erkenntnis der Gefährlichkeit der Berührungen des Kranken und seiner Absonderungen bezüglich der Desinfektion der Hände verhalten?

199. Sie sollen, schon bevor sie den Kranken, seine Wäsche, das Stechbecken oder andere Gegenstände, die mit Stuhlgang verunreinigt sein können, berühren, die Hände in 0,5%iger Chloramin- oder 2%iger Sagrotanlösung waschen, ebenso nachher und insbesondere dann jedesmal, wenn die Hände durch Stuhlgang verunreinigt worden sind.

200. Was gilt für die Berührung der Leiche?

200. Dasselbe wie für die Berührung des lebenden Kranken.

201. In welcher Weise werden auf Nahrungsmittel häufig Ruhrbazillen übertragen?

201. Dadurch, daß sich Fliegen auf Stuhlgänge des Kranken und danach auf Nahrungsmittel setzen.

202. Was hat zu geschehen, um die Übertragung der Ruhr durch Fliegen zu verhindern?

202. Die Fliegen sind von Krankenzimmern möglichst fernzuhalten. Wo dies nicht durchführbar ist, sind die Stechbecken, mit Stuhlgang verunreinigte Wäsche usw., sowie die Nahrungsmittel durch Bedecken nach Möglichkeit vor Fliegen zu schützen.

Nahrungsmittel, die nicht sogleich verzehrt oder nicht vor dem Genuß gekocht werden, sind in verschließbaren Schränken aufzubewahren oder mit fliegendichten Drahtnetzen zu überdecken.

Aborte, die nicht mit Wasserspülung versehen sind, sind mit einem gut schließenden Deckel zu bedecken und auch sonst sorgfältig vor Fliegen zu schützen. Dies gilt auch für Abortgruben, Tonnen, Kübel und Müllgruben.

203. Wie sollen sich Ruhrkranke hinsichtlich ihrer Entleerungen bzw. der Benutzung des Aborts verhalten?

203. Ruhrkranke, die an starkem Stuhldrang leiden, sollen ein Stechbecken oder sonst geeignete Gefäße benutzen. Wenn Leichtkranke den gemeinsamen Abort benutzen, sollen sie Verunreinigungen des Sitzbrettes und des Fußbodens vermeiden; sie sollen reichlich Klosettpapier benutzen und ihre Hände, wenn möglich, schon vorher, jedenfalls aber nachher mit 0,5%iger Chloramin- oder 2%iger Sagrotanlösung waschen. Der Abort soll daher gut erleuchtet und reichlich mit Papier versehen sein.

204. Was soll der Desinfektor oder Pfleger den Kranken und ihren Angehörigen gegenüber sich angelegen sein lassen?

204. Er soll die Kranken und ihre Angehörigen über die Übertragungsweise der Ruhr und die erforderlichen Schutz-, insbesondere die Desinfektionsmaßnahmen belehren.

205. Welches ist der Erreger des **Scharlachs?**

205. Der Erreger des Scharlachs ist noch nicht sicher bekannt. Wahrscheinlich spielen besondere Kettenkokken (Streptokokken) eine ursächliche Rolle.

Frage:

Antwort:

206. Wie erfolgt die Übertragung des Scharlachs?

206. Wahrscheinlich ebenso wie bei anderen Krankheiten, die mit Entzündungen im Rachenraum und in den Luftwegen einhergehen, durch die dort entstandenen Absonderungen und die mit diesen infizierten Wäschestücke, Kleider, Gebrauchsgegenstände usw., außerdem durch Einatmung von verstreuten Hustentröpfchen.

207. Wie sollen sich daher die mit der Wartung des Kranken beschäftigten Personen verhalten?

207. Sie sollen vermeiden, sich von dem Kranken anhusten zu lassen, und sollen unnötige Berührung des Kranken unterlassen. Ferner sollen sie, schon bevor sie den Kranken, seine Wäsche, das Spuckgefäß oder andere Gegenstände, die mit den Absonderungen des Kranken verunreinigt sein können, berühren, die Hände in 0,5%ig. Chloramin- oder 2%iger Sagrotanlösung waschen, ebenso jedesmal nach der Berührung und insbesondere dann, wenn die Hände durch die Absonderungen des Kranken verunreinigt worden sind.

208. Was gilt für die Berührung der Leiche?

208. Dasselbe wie für die Berührung des lebenden Kranken.

209. Welches ist der Erreger der **Syphilis** (nicht anzeigepflichtig)?

209. Ein sehr zartes, korkzieherartig gewundenes Bakterium, eine Spirochäte.

210. Wo kommen die Erreger vor?

210. In den Ausscheidungen der Geschwüre, im Mundspeichel usw.

211. Wie erfolgt die Übertragung der Syphilis?

211. Fast ausschließlich durch den Geschlechtsverkehr oder durch den Kuß von einem Erkrankten.

212. Warum erübrigen sich bei der Syphilis in der Regel Desinfektionsmaßregeln?

212. Weil die Syphiliserreger in der Außenwelt außerordentlich rasch absterben.

213. Welches ist der Erreger der **Tollwut?**

213. Der Erreger der Tollwut ist noch nicht bekannt.

214. Wie kommt die Übertragung der Tollwut zustande?

214. Dadurch, daß der den Tollwuterreger enthaltende Speichel eines tollwutkranken Tieres (meist Hundes) in eine Wunde eines empfänglichen Tieres oder eines Menschen hineingerät (in der Regel durch Biß).

215. Welches ist das sicherste Mittel gegen den Ausbruch der fast stets tödlichen Tollwutkrankheit bei einem mit dem Tollwutgift infizierten Menschen?

215. Die Pasteursche Schutzimpfung gegen Tollwut.

216. Wodurch wird die **Trichinenkrankheit (Trichinose)** hervorgerufen?

216. Durch die Trichine, einen kleinen Wurm, welcher zumeist beim Schweine vorkommt.

217. Wie erfolgt die Übertragung der Trichinose?

217. Durch den Genuß trichinenhaltigen Schweinefleisches. Die Schweine werden dadurch infiziert, daß sie trichinenkranke Ratten fressen

Frage:

218. Welche Maßnahmen werden zur Abwehr der Trichinengefahr angewandt?

219. Wodurch wird der **Tripper** oder **Gonorrhöe** (nicht anzeigepflichtig) hervorgerufen?

220. Wo finden sich die Gonokokken?

221. Wie erfolgt die Übertragung?

222. Warum sind beim Tripper besondere Desinfektionsmaßnahmen nicht vorgeschrieben?

223. Wodurch wird die **Tuberkulose** hervorgerufen?

224. Was ist hinsichtlich der Widerstandsfähigkeit der Tuberkelbazillen zu bemerken?

225. Welche Hauptformen der Tuberkulose unterscheidet man?

226. Welches ist die Hauptquelle für die Tuberkuloseverbreitung?

227. Auf welchen Wegen geschieht die Übertragung der Tuberkulose vom erkrankten Menschen aus?

228. Wie gestaltet sich des Näheren die besonders häufige Übertragung der Krankheit durch tuberkelbazillenhaltige Tröpfchen?

229. Wie ist die Übertragung der Krankheit durch Berührungen möglich?

Antwort:

218. Die Vertilgung der Ratten und die obligatorische mikroskopische Untersuchung des Schweinefleisches auf Trichinen (Trichinenschau).

219. Durch einen Doppelkokkus von Kaffeebohnenform, den Gonokokkus.

220. In dem eitrigen Ausfluß aus den Geschlechtsteilen von Tripperkranken und in dem Eiter der Augen infizierter Kinder.

221. Fast ausschließlich durch den Geschlechtsverkehr, zuweilen durch Schwämme, Badewasser auf die Augen oder die Geschlechtsteile von Kindern.

222. Weil die Gonokokken in der Außenwelt rasch absterben und daher bloße Reinlichkeit in der Regel genügt.

223. Durch ein schlankes Stäbchen, den durch R. Koch entdeckten Tuberkelbazillus.

224. Sie sind sehr widerstandsfähig, namentlich vertragen sie im Auswurf das Austrocknen sehr lange.

225. 1. Die Lungentuberkulose,
2. die Drüsentuberkulose,
3. die Knochen- und Gelenktuberkulose,
4. die Darmtuberkulose,
5. die Nierentuberkulose.

226. Die Hauptquelle ist der an Lungentuberkulose (offener) leidende Mensch und sein Auswurf.

227. Auf dreierlei Wegen:
1. durch Einatmung tuberkelbazillenhaltiger Tröpfchen,
2. durch Berührungen,
3. durch Einatmung tuberkelbazillenhaltiger Stäubchen.

228. Von den Lungenschwindsüchtigen werden bei Hustenstößen, Niesen und Sprechen kleine Schleimtröpfchen in die Luft geschleudert, die von den in der nächsten Umgebung des Kranken befindlichen Gesunden eingeatmet werden und bei diesen vom Nasenrachenraum oder von den Luftwegen aus in den Körper eindringen können.

229. Die Übertragung der Krankheit durch Berührungen ist dadurch möglich, daß Auswurf und die mit demselben beschmutzten Gegenstände, namentlich Taschentücher, mit den Fingern berührt und letztere dann in den Mund Gesunder geführt werden. Auch die Infektionen durch gemeinsames Eß- und Trinkgeschirr gehören hierher.

Frage:

Antwort:

230. Für welche Gruppen von Personen ist die Gefahr der Übertragung durch Berührungen besonders groß.

230. Für Kinder, die von Taschentüchern, von der Kleidung oder vom Bett des Kranken, von dessen Händen, namentlich (bei unreinlichen Kranken) vom Fußboden Auswurfteilchen an die Finger bekommen und dann in den Mund einführen (sog. Schmutz- und Schmierinfektion).

231. Wie gestaltet sich die Übertragung der Krankheit durch tuberkelbazillenhaltige Stäubchen?

231. Hat der Auswurf Gelegenheit einzutrocknen, so können mehr oder weniger große Mengen des an Taschentüchern, Kleidern, Betten oder am Boden angetrockneten Auswurfs (bei der Wohnungsreinigung) in die Luft aufgewirbelt und dann in Staubform von Gesunden eingeatmet werden.

232. Wie soll sich der Kranke und seine Umgebung verhalten, damit die von den Hustentröpfchen drohende Infektion nach Möglichkeit verhütet wird?

232. 1. Der Kranke soll bei Hustenstößen sich stets auf doppelte Armlänge von den Gesunden (namentlich Kindern) fernhalten, die Hand oder ein Taschentuch (von genügender Größe) vorhalten und den Kopf abwenden;

2. Angehörige und Pfleger sollen während der Hustenstöße stärkere Annäherungen unterlassen, oder, wenn der Kranke der Hilfe bedarf, von rückwärts an ihn herantreten.

233. Wie soll sich der Kranke verhalten, um Berührungsinfektionen zu verhüten?

233. 1. Der Kranke soll seinen Auswurf nie auf den Fußboden, sondern stets in ein Spuckfläschchen oder in einen Spucknapf entleeren;

2. die Taschentücher, mit denen am Munde haftende Reste des Auswurfs abgewischt werden, oder in die auch gelegentlich größere Mengen des Auswurfs aufgenommen sind, sollen nur kurze Zeit getragen werden und bis zur erfolgten Desinfektion nicht frei umherliegen (am besten Sammeln in einem Wäschebeutel);

3. die Kleider sollen da, wo sie mit Auswurf beschmutzt sind, insbesondere an den Tascheneingängen, mit 5%iger Parmetol- oder 5%iger Sagrotanlösung abgewaschen werden;

4. die Hände des Kranken sind häufig mit Seife zu reinigen und mit 5%iger Parmetol- oder 5%iger Sagrotanlösung zu waschen.

234. Wie kann der Gefahr der Einatmung tuberkelbazillenhaltigen Staubes vorgebeugt werden?

234. Dadurch, daß eine Beschmutzung von Taschentüchern, Kleidern, Betten und des Fußbodens mit Auswurf vermieden sowie das Antrocknen desselben und das Aufwirbeln von Staub (namentlich beim Reinigen der Kleider, beim Zurechtmachen der Betten und beim Gebrauche des Taschentuches) verhütet wird.

Frage: | **Antwort:**

235. Durch welche Maßnahmen können sich Pflegepersonen während des Bettmachens, Umbettens und Säuberns eines Schwindsüchtigen vor einer Infektion durch tuberkelbazillenhaltige Stäubchen und Tröpfchen schützen?

235. Dadurch, daß sie sich während dieser Verrichtungen ein Tuch vor Mund und Nase binden.

236. In welch anderer Weise können noch Kinder mit Tuberkulose infiziert werden?

236. Durch den Genuß der Milch tuberkulöser Kühe.

237. Wodurch wird die von dem Genuß der Milch drohende Gefahr bekämpft?

237. Durch sorgfältiges Abkochen der für Kinder bestimmten Milch.

238. Welche Tiere können, obwohl sie selbst nicht tuberkulös sind, Tuberkelbazillen rein mechanisch weitertragen?

238. Die Stubenfliegen.

239. Welches soll deshalb das Losungswort gegen die Fliegen sein?

239. Tod den Fliegen!

240. Weshalb müssen die zur Verhütung der Weiterverbreitung der Tuberkulose zu treffenden Maßnahmen mit besonderer Ausdauer durchgeführt werden?

240. Weil infolge des langsamen Verlaufs der Krankheit die Gefährdung der gesunden Umgebung sich über mehrere Jahre zu erstrecken pflegt.

241. Was ist hinsichtlich des Krankenzimmers des Offentuberkulösen zu beachten? .

241. Es soll unbedingt dafür gesorgt werden, daß der Kranke ein besonderes Schlafzimmer, wenigstens aber ein eigenes Bett erhält.

242. Wie läßt sich auch unter ungünstigen Wohnungsverhältnissen eine gewisse, aber unzulängliche Absperrung von dem Kranken herstellen?

242. Dadurch, daß ein glatter Bettschirm zwischen den Kranken und die übrigen denselben Raum benutzenden Wohnungsgenossen gestellt wird.

243. Welchen Personen gegenüber ist die Absonderung so streng wie möglich durchzuführen?

243. Kleinen Kindern gegenüber.

244. Wie muß das Krankenzimmer beschaffen sein und gehalten werden?

244. Es soll möglichst hell und sonnig sein, keine unnötigen Ausstattungs- und Gebrauchsgegenstände, namentlich keine staubfangenden Gegenstände, wie Tischdecken, Teppiche u. dgl., enthalten. Der Fußboden des Zimmers muß täglich mit einem reinen Scheuertuch feucht aufgewischt werden. Kein Kehren und kein Staubwischen mit trockenem Tuche! Fleißiges Lüften des Zimmers, womöglich auch nachts!

245. Welche Gegenstände müssen dem Kranken zur eigenen Benutzung zur Verfügung stehen?

245. Der Kranke muß ein eigenes Eß- und Trinkgeschirr und ebenso eigenes Waschgerät und Handtuch benutzen.

<table>
<tr><td>Frage:</td><td>Antwort:</td></tr>
<tr><td>

246. Wer soll die Reinigung des Trink-, Eß- und Waschgerätes, ebenso die Reinigung der Speigefäße, der Wäsche, Kleidung, des Bettes und der Umgebung des Bettes besorgen?

</td><td>

246. Womöglich der Kranke selbst, sonst nur die mit der Pflege des Kranken betrauten und über die Verbreitungsweise der Krankheit genügend unterrichteten Personen.

</td></tr>
<tr><td>

247. Welche Vorschrift hat der Kranke bezüglich der Benutzung von Büchern und Akten zu beobachten?

</td><td>

247. Die Vorschrift, daß das Umblättern mit Fingern, die mit Speichel befeuchtet sind, unbedingt verboten ist; bei Hustenstößen soll er den Kopf vom Buch abwenden.

</td></tr>
<tr><td>

248. In welchen Fällen soll auf strengste Absonderung des Kranken unter Überführung in ein Krankenhaus hingewirkt werden?

</td><td>

248. In den Fällen, wo die Durchführung der erforderlichen Vorsichtsmaßregeln auf Schwierigkeiten stößt, wo zahlreiche empfängliche Menschen, besonders Kinder, in der Nähe des Kranken sich aufhalten oder wo der Kranke zu wenig achtsam ist.

</td></tr>
<tr><td>

249. Welches ist der Erreger der in erster Linie bei ausländischen Nagetieren vorkommenden **Tularämie?**

</td><td>

249. Es ist ein sehr kleines, unbewegliches Stäbchen.

</td></tr>
<tr><td>

250. Wie geschieht die Übertragung der Erreger auf den Menschen?

</td><td>

250. 1. Beim Abbalgen und Zerlegen von wilden Kaninchen, Hasen u. dgl.;
2. durch Stiche infizierter Insekten (Pferdefliegen, Zecken).

</td></tr>
<tr><td>

251. Wo finden sich die Erreger beim erkrankten Menschen?

</td><td>

251. Hauptsächlich in dem primären Geschwür und im Blute.

</td></tr>
<tr><td>

252. Sind zur Verhütung der Weiterverbreitung der Krankheit durch den Menschen besondere Maßnahmen erforderlich?

</td><td>

252. Nein.

</td></tr>
<tr><td>

253. Warum nicht?

</td><td>

253. Weil bis jetzt noch keine Übertragung von Mensch zu Mensch beobachtet worden ist.

</td></tr>
<tr><td>

254. Wodurch wird der **Typhus** hervorgerufen?

</td><td>

254. Durch einen lebhaft beweglichen Bazillus, den Typhusbazillus.

</td></tr>
<tr><td>

255. Worin sind die Typhusbazillen in erster Linie enthalten?

</td><td>

255. Sie sind in erster Linie in den Stuhlentleerungen und oft auch im Harn des Kranken enthalten.

</td></tr>
<tr><td>

256. Wie erfolgt meist die Übertragung des Typhus?

</td><td>

256. Sie erfolgt meist dadurch, daß Teile von Stuhlgang oder Harn durch beschmutzte Finger, Nahrungsmittel oder andere Gegenstände in den Mund gesunder Personen gelangen.

</td></tr>
<tr><td>

257. In welcher Weise werden oft größere Epidemien von Typhus hervorgerufen?

</td><td>

257. Dadurch, daß Trinkwasser oder Milch in Sammelmolkereien mit Typhusbazillen verunreinigt wird.

</td></tr>
<tr><td>

258. Wie sollen sich die Krankenpfleger mit Bezug auf ihre Hantierungen bzw. die Desinfektion ihrer Hände, die am häufigsten die Übertragung der Krankheit vermitteln, verhalten?

</td><td>

258. Entsprechend wie bei der Ruhr (s. Nr. 198 bis 200). Nur ist beim Typhus noch zu beachten, daß auch der Harn häufig ansteckend ist.

</td></tr>
</table>

<table>
<tr><td>Frage:</td><td>Antwort:</td></tr>
<tr><td>

259. Wie ist bezüglich der Aufbewahrung der Nahrungsmittel zu verfahren?

260. Wie haben sich Typhuskranke hinsichtlich der Verrichtung ihrer Entleerungen zu verhalten?

</td><td>

259. Sie sind besonders gesichert und fliegendicht aufzubewahren.

260. Typhuskranke sollen ein Stechbecken oder ein sonst geeignetes Gefäß benutzen. Wenn Genesende den gemeinsamen Abort benutzen, sollen sie Verunreinigungen des Sitzbrettes und des Fußbodens vermeiden; sie sollen reichlich Klosettpapier benutzen und ihre Hände, wenn möglich, schon vorher, jedenfalls aber nachher mit 0,5%iger Chloramin- oder 2%iger Sagrotanlösung waschen. Der Abort soll daher gut erleuchtet und reichlich mit Papier versehen sein.

</td></tr>
<tr><td>

261. Durch welche Personen kann der Typhus in derselben Weise wie durch Kranke übertragen werden?

262. Wie können Dauerausscheider und Bazillenträger nur festgestellt werden?

263. Auf welchen Personenkreis sollen sich daher die bakteriologischen Untersuchungen bei jedem Typhusfall erstrecken?

264. Was hat mit den festgestellten Dauerausscheidern bzw. Bazillenträgern zu geschehen?

</td><td>

261. Durch Genesende und sog. Dauerausscheider oder durch Bazillenträger.

262. Nur durch — gegebenenfalls wiederholte — bakteriologische Untersuchung von Stuhl und Harn.

263. Auf alle Wohnungsgenossen des Kranken sowie nach seiner Genesung auf ihn selbst.

264. Sie sind über ihren Zustand eingehend und wiederholt zu belehren und dazu anzuhalten, daß sie sich unmittelbar nach jeder Stuhl- und Urinentleerung die Hände gründlich mit Seife waschen und eigenes Waschgerät (Waschschüssel, Handtuch, Seife, Bürste) benutzen.

</td></tr>
<tr><td>

265. Wie ist ihre Wäsche zu behandeln?

266. In welchen Berufen und Betrieben dürfen solche Personen nicht tätig sein?

267. Was gilt hinsichtlich der Berührung von Leichen Typhuskranker?

268. Worüber soll der Desinfektor oder Pfleger die Kranken und ihre Angehörigen eingehend und wiederholt belehren?

269. Welches ist der Erreger der **Weilschen Krankheit?** (in erster Linie eine Krankheit der Ratten)

270. Wie erfolgt die Übertragung der Krankheit?

</td><td>

265. Ihre Wäsche muß getrennt von anderer Wäsche behandelt werden.

266. Sie dürfen nicht als Köchinnen, Melker oder Angestellte in Nahrungsmittelbetrieben, insbesondere Molkereien oder Milchhandlungen tätig sein.

267. Dasselbe wie für die Berührung des lebenden Kranken.

268. Er soll die Kranken und ihre Angehörigen über die Übertragungsweise des Typhus und die erforderlichen Schutz-, insbesondere die Desinfektionsmaßnahmen eingehend und wiederholt belehren.

269. Eine sehr feine Spirochäte, die Spirochaeta (Leptospira) icterogenes.

270. 1. Meist durch Baden in mit Urin von infizierten Ratten verunreinigten Gewässern;
2. durch das Eindringen der Erreger durch die Haut und die Schleimhäute.

</td></tr>
</table>

Frage:	Antwort:
271. Wo finden sich die Erreger beim erkrankten Menschen?	**271.** Hauptsächlich im Blut und im Urin, ferner im Stuhl, Erbrochenem und Auswurf.
272. Welche Maßnahmen sind gegen die Weiterverbreitung der Krankheit erforderlich?	**272.** Abgesehen von einer systematischen Rattenbekämpfung, die Absonderung des Kranken und die Desinfektion seiner Ausscheidungen wie beim Typhus; ferner das Tragen von Gummihandschuhen bei der Pflege von an Weilscher Krankheit erkrankten Personen.
273. Wodurch werden die **Wundinfektionskrankheiten,** wie z. B. Furunkel, Zellgewebsentzündungen, Abszesse, Wundrose hervorgerufen?	**273.** Ebenso wie das Kindbettfieber durch Haufen- oder Kettenkokken.
274. Wo finden sich die Erreger hauptsächlich?	**274.** Sie finden sich hauptsächlich in den Eiterherden, bei schwereren Fällen auch in der Blutbahn (Blutvergiftung).
275. Wie erfolgt die Übertragung?	**275.** Die Übertragung erfolgt meist von Person zu Person oder durch infizierte Sachen oder Geräte, wobei meist unscheinbare Wunden die Eintrittspforte für die Eitererreger bilden.
276. Welche Maßnahmen sind gegen die Verbreitung der Wundinfektionskrankheit zu beobachten?	**276.** Strenge Desinfektion der mit dem Eiter in Berührung gekommenen Hände und sonstigen Gegenstände, Verbrennen der benutzten Verbandstoffe (s. Desinfektion bei Kindbettfieber).
277. Welche Wurmkrankheiten bzw. welche Wurmarten haben als Schmutz- und Schmierinfektionen nach dem Kriege eine starke Verbreitung gefunden?	**277.** Die Madenwürmer (Oxyuris), welche nur 3 bis 12 mm lang sind, und die Spulwürmer (Ascaris), welche etwa die Größe von Regenwürmern haben.
278. Wie kommt die Infektion mit Madenwürmern zustande?	**278.** 1. Durch die Eier von Madenwürmern, welche beim Verzehren von mit Jauche gedüngten rohen Gemüsen und Salaten in den menschlichen Darm gelangen; 2. durch die mit Wurmeiern beschmutzten Hände, namentlich von Kindern, die immer wieder zur Selbstinfektion oder zur Übertragung auf andere Personen führen (sog. Haushaltsinfektion).
279. Wie geschieht die Bekämpfung der Madenwürmer?	**279.** 1. Abgesehen von der ärztlichen Behandlung durch größte Sauberkeit der Hände, insbesondere der Fingernägel; 2. durch Übergießen roh zu genießender Gemüse mit kochendem Wasser und durch Sauberkeit im Brotverkauf.
280. Wie geht die Verbreitung der Spulwürmer vor sich?	**280.** Die mit dem Kot entleerten Spulwürmer entwickeln sich im Wasser oder feuchter Erde zu „Larven", welche mit Jauche übergossenen Salaten oder sonstigen, roh verzehrten Gemüsen in den menschlichen Darm gelangen und hier ihre Entwicklung vollenden.

Frage:	**Antwort:**
281. Wie geschieht die Bekämpfung der Spulwürmer, abgesehen von der ärztlichen Behandlung?	**281.** 1. Sofern die Beseitigung der Fäkalien durch den Anschluß an ein Kanalnetz nicht möglich ist, Sammeln derselben in dicht verschlossenen Abortgruben; Kinder sollen dazu angehalten werden, stets das Klosett zu benutzen und ihren Kot nicht achtlos im Garten abzusetzen;
	2. der Inhalt von Abort- und Jauchegruben soll nicht zur Düngung von Gemüsebeeten verwendet werden; Gemüseanbau auf Rieselfeldern ist zu verbieten;
	3. durch Übergießen roh zu genießender Gemüse mit kochendem Wasser.

Seuchengesetze.

282. Durch welche Verordnung ist eine reichseinheitliche Regelung der Bekämpfung übertragbarer Krankheiten an Stelle der vielfachen Seuchengesetze in den einzelnen deutschen Ländern erfolgt?	**282.** Durch die Reichsverordnung zur Bekämpfung übertragbarer Krankheiten vom 1. Dezember 1938, die noch als Richtschnur dient.
283. In welche zwei Gruppen teilt man die übertragbaren, anzeigepflichtigen Krankheiten hinsichtlich der gesetzlich vorgeschriebenen Bekämpfungsmaßregeln ein?	**283.** In die gemeingefährlichen und die übrigen übertragbaren Krankheiten. (Siehe die „Tabellarische Übersicht" Seite 36—39.)
284. Welche Krankheiten sind in dem Reichsgesetz betreffend die Bekämpfung gemeingefährlicher Krankheiten vom 30. Juni 1900 (Reichsseuchengesetz) aufgeführt?	**284.** Aussatz, Cholera, Fleckfieber, Gelbfieber, Pest und Pocken.
285. Welche Tierkrankheit, die auch auf Menschen übertragen werden kann, wird durch das Reichsgesetz vom 3. Juli 1934 bekämpft?	**285.** Die Papageienkrankheit.
286. Welche übertragbaren Krankheiten außer den gemeingefährlichen Krankheiten und der Papageienkrankheit sind in der Reichsverordnung vom 1. Dezember 1938 enthalten?	**286.** Die Bangsche Krankheit, Diphtherie, übertragbare Gehirnentzündung, übertragbare Genickstarre, Keuchhusten, Kindbettfieber, übertragbare Kinderlähmung, Körnerkrankheit, bakterielle Lebensmittelvergiftung, Malaria, Milzbrand, Paratyphus, Rotz, Rückfallfieber, übertragbare Ruhr, Scharlach, Tollwut, Trichinose, Tuberkulose, Tularämie, Typhus und Weilsche Krankheit.

3*

Tabellarische Übersicht über Anzeigepflicht, Inkubationszeit, Erreger, Überaufgeführten

Lfd. Nr.	Krankheit	Anzeigepflicht	Inkubationszeit
		I. Die sog. „gemeingefährlichen"	
1	Aussatz (Lepra)	Erkrankung, Verdacht der Erkrankung u. Tod	Mehrere Jahre
2	Cholera	desgl.	1—5 Tage
3	Fleckfieber	desgl.	7—21 Tage
4	Gelbfieber	desgl.	4—6 Tage
5	Pest	desgl.	3—7 Tage
6	Pocken	desgl.	9—14 Tage
7	Papageienkrankheit . . .	desgl.	6—14 Tage
		II. Die übrigen übertragbaren	
8	Bangsche Krankheit . . .	Erkrankung und Tod	Wenige Tage
9	Diphtherie	desgl.	2—5 Tage
10	Übertragb. Gehirnentzündg.	desgl.	1 Tag bis 2 Monate
11	Übertragbare Genickstarre.	desgl.	2—5 Tage
12	Keuchhusten	desgl.	8—14 Tage
13	Kindbettfieber	Erkrankung, Verdacht der Erkrankung u. Tod	Einige Stunden bis 3 Tage
14	Übertragbare Kinderlähmg.	desgl.	7—10 Tage
15	Körnerkrankheit	Erkrankung und Tod	8—14 Tage
16	Lebensmittelvergiftung . . bakterielle	Erkrankung, Verdacht der Erkrankung u. Tod	Stunden bis Tage
17	Malaria	Erkrankung und Tod	Verschied., 5—20 Tg.

tragungsweise und Eintrittspforten der in der Reichsverordnung vom 1. XII. 1938 übertragbaren Krankheiten.

Lfd. Nr.	Erreger	Übertragungsweise	Eintrittspforten
	Krankheiten der Reichsverordnung.		
1	Leprabazillus	Tröpfchen, Kontakt	Atemwege, Haut
2	Cholera vibrio	Wasser, Nahrungsmittel, Kontakt	Verdauungswege
3	Ein virusähnl. Kleinlebewes. (Rickettsia Prowazeki)	Kleiderlaus, eingetrockneter Läusekot	Haut, Atemwege
4	Ein Virus	Bestimmte tropische Stechmückenarten	Haut
5	Pestbazillus	Flöhe, Kontakt, Tröpfchen	Haut bzw. Atemwege
6	Ein Virus, die sog. Paschenschen Körperchen	Tröpfchen, Stäubchen, Kontakt	Atemwege bzw. Haut
7	Ein Virus	Infizierte Papageien u. and. Vögel durch Tröpfchen, Stäubchen und Kontakt	Atemwege, Haut
	Krankheiten der Reichsverordnung.		
8	Bangbazillus	Milch, Kontakt	Verdauungswege bzw. Haut
9	Diphtheriebazillus	Tröpfchen, Kontakt	Atemwege, Wunden
10	Ein Virus	desgl.	Atem- u. Verdauungswege
11	Meningokokkus	desgl.	Atemwege
12	Keuchhustenbazillus	desgl.	Atemwege
13	Ketten- und Haufenkokken	Kontakt	Gebärmutter
14	Ein Virus	Tröpfchen, Kontakt	Atem- u. Verdauungswege
15	Ein Virus?	Direkter u. indirekter Kontakt (Fliegen)	Bindehaut des Auges
16	Enteritis- u. Botulismusbazillen	Nahrungsmittel	Verdauungswege
17	Die Malaria-Plasmodien·	Anophelesmücke	Haut

Lfd. Nr.	Krankheit	Anzeigepflicht	Inkubationszeit
			II. Die übrigen übertragbaren
18	Milzbrand	Erkrankung, Verdacht der Erkrankung u. Tod	Einige Stunden bis 3 Tage
19	Paratyphus	Erkrankung und Tod	Stunden bis Tage
20	Rotz	desgl.	4—8 Tage
21	Rückfallfieber	Erkrankung und Tod	5—7 Tage
22a	Übertragbare Ruhr a) Bazillenruhr	Erkrankung, Verdacht der Erkrankung u. Tod	2—8 Tage
22b	b) Amöbenruhr	desgl.	Wenige Tage bis 3 Wochen
23	Scharlach	Erkrankung und Tod	2—8 Tage
24	Tollwut	Erkrankung, Verdacht der Erkrankung u. Tod	15—60 Tage und mehr
25	Trichinose	Erkrankung und Tod	Verschieden
26	Tuberkulose	Erkrankung, Verdacht der Erkrankung u. Tod	Monate
27	Tularämie	desgl.	2—3 Tage
28	Typhus	desgl.	7—21 Tage
29	Weilsche Krankheit . . .	Erkrankung und Tod	7 Tage

Frage:	**Antwort:**
287. Wie wird die Weiterverbreitung der Krankheitskeime bei den meisten ansteckenden Krankheiten in erster Linie verhindert?	**287.** In erster Linie durch die Absonderung des Kranken und die Desinfektion; gebenenfalls auch durch die Vertilgung des Ungeziefers.

Lfd. Nr.	Erreger	Übertragungsweise	Eintrittspforten

Krankheiten der Reichsverordnung (Fortsetzung).

Lfd. Nr.	Erreger	Übertragungsweise	Eintrittspforten
18	Milzbrandbazillen und Milzbrandsporen	Kontakt, Staub, selten infiziertes Fleisch	Haut, Atemwege, selten Verdauungswege
19	Paratyphusbazillen	Nahrungsmittel	Verdauungswege
20	Rotzbazillus	Kontakt, Tröpfchen	Haut, Schleimhaut, Atemwege
21	Die Recurrens-Spirochäte	Läuse, seltener Wanzen	Haut
22a	Ruhrbazillen (verschiedene Arten)	Nahrungsmittel, direkter u. indirekt. Kontakt (Fliegen)	Verdauungswege
22b	Die Ruhramöbe (Entamoeba histolytica)	Wasser, Nahrungsmitt., dir. u. indirekt. Kont. (Fliegen)	Verdauungswege
23	Scharlachstreptokokken?	Kontakt, Tröpfchen	Atemwege
24	Ein Virus	Biß tollwütiger Tiere	Haut
25	Trichine (ein klein. Wurm)	Schweinefleisch	Verdauungswege
26	Tuberkelbazillus	Tröpfch., Stäubch., Kont., Milch tuberkulöser Kühe	Atem- u. Verdauungswege
27	Tularämiebazillus	Insektenstiche, Kont. beim Abhäuten infizierter wild. Kaninchen und Hasen	Haut, Verdauungswege
28	Typhusbazillus	Kontakt, Nahrungsmittel, insbes. Milch u. Wasser	Verdauungswege
29	Die Spirochäte (Leptospira) icterogenes	Ratten bzw. Wasser	Verdauungswege, Haut

Frage:	**Antwort:**
288. In welche zwei Hauptteile zerfällt die Desinfektion?	**288.** 1. In die laufende, in der Regel vom Pflegepersonal während der Dauer der Krankheit auszuübende Desinfektion;
	2. in die nach erfolgter Genesung des Kranken, nach dessen Tode oder nach dem Verlassen der Wohnung (Überführung in ein Krankenhaus oder Wohnungswechsel) von dem Desinfektor oder dem Pflegepersonal vorzunehmende Schlußdesinfektion.

B. Spezieller Teil.

I. Erläuterungen einiger rechnerischer Vorbegriffe.

Frage:	Antwort:
289. Was versteht man unter einer wässerigen Lösung?	**289.** Eine wässerige Flüssigkeit, in der ein fester Körper, eine andere Flüssigkeit oder ein Gas vollkommen aufgelöst ist.
290. Wie wird der Gehalt einer Lösung angegeben?	**290.** In Prozenten (%).
291. Was heißt Prozent (%)?	**291.** Vom Hundert.
292. Was versteht man beispielsweise unter einer einprozentigen (1%igen) wässerigen Karbolsäurelösung?	**292.** Eine wässerige Flüssigkeit, welche in 100 Teilen 1 Teil Karbolsäure enthält.
293. Was heißt Promille?	**293.** Vom Tausend.
294. Was versteht man beispielsweise unter einer einpromilligen ($1^0/_{00}$igen) wässerigen Sublimatlösung?	**294.** Eine wässerige Flüssigkeit, die in 1000 Teilen 1 Teil Sublimat enthält.
295. Welcher Raumgröße entspricht 1 Kubikzentimeter (ccm)?	**295.** Einem Würfel von 1 Zentimeter (cm) Höhe, 1 cm Breite und 1 cm Tiefe.
296. Welchem Gewicht entspricht 1 ccm Wasser?	**296.** Einem Gramm (g).
297. Wieviel Kubikzentimeter enthält 1 Liter (l)?	**297.** 1000 ccm.
298. Welchem Gewicht entspricht 1 l Wasser?	**298.** 1000 g oder 1 Kilogramm (kg).
299. Welcher Raumgröße entspricht 1 Kubikmeter (cbm)?	**299.** Einem Würfel von 1 Meter (m) Höhe, 1 m Breite und 1 m Tiefe.
300. Wieviel Liter enthält 1 cbm?	**300.** 1000 Liter.
301. Wie wird der Inhalt eines Raumes angegeben?	**301.** In Kubikmetern.
302. Wie ermittelt man den Inhalt eines Raumes?	**302.** Dadurch, daß man die Länge, Breite und Höhe eines Raumes in Metern miteinander vervielfältigt.

II. Desinfektionsmittel und ihre Anwendung im allgemeinen.

Als Desinfektionsmittel kommen physikalische und chemische Mittel in Betracht.

Unter den physikalischen Mitteln spielt praktisch nur die Hitze in verschiedener Form eine Rolle.

1. Die Hitze.

Man verwendet die Hitze
a) als heißen Wasserdampf,
b) als siedendes Wasser,
c) als Verbrennung,
d) als trockene Hitze.

a) Heißer Wasserdampf.

Bekanntlich siedet Wasser bei einem normalen Luftdruck von 760 mm Quecksilber (in Meereshöhe) bei 100° C. Heißer Wasserdampf von 100° C, der in einem Wasser- bzw. Dampfkessel über einer Wärmequelle unbehindert strömen kann, wird strömender Wasserdampf genannt. Ein solcher Wasserdampf hat nach physikalischem Sprachgebrauch einen Druck von einer Atmosphäre = 1 at, nach technischem einen solchen von 0 Atmosphäre Überdruck = 0 atü. Der heiße Wasserdampf, der unmittelbar mit der Flüssigkeit bzw. dem kochenden Wasser in Berührung steht, ist stets gesättigt, weil er bei gegebenem Raum stets die nötige Wassermenge zur völligen Anfüllung desselben erhält. Gesättigter, strömender Wasserdampf von 100° C hat eine sehr gute Abtötungs- bzw. Desinfektionswirkung auf nicht sporenbildende Bakterien. Sperrt man aber den heißen Wasserdampf von seiner Flüssigkeit ab und vergrößert den mit Dampf erfüllten Raum, so wird der Dampf ungesättigt, weil der Raum bei der gleichen Temperatur eine größere Wasserdampfmenge aufnehmen könnte. Ungesättigter Dampf kann auch dadurch entstehen, daß man ihn nach seiner Absperrung von seiner Flüssigkeit weiter erhitzt. In diesem Fall könnte der Raum mehr Dampf aufnehmen, als er tatsächlich enthält. Ein derartiger Dampf wird überhitzter Dampf genannt. Ungesättigter und überhitzter Dampf sind also praktisch dasselbe und unterscheiden sich nur hinsichtlich ihrer Entstehung. Bemerkenswert ist, daß ungesättigter bzw. überhitzter Dampf eine schlechte keimtötende Kraft besitzt und daher für praktische Desinfektionszwecke nicht verwendbar ist.

Wird dagegen Wasser in einem von der Luft abgeschlossenen Raum, z. B. in einem Dampftopf, erhitzt, so kann die Dampftemperatur unabhängig vom Luftdruck über 100° C ansteigen. Dadurch erhält der Dampf auch einen höheren, der Temperatur entsprechenden Druck. Ein derartiger Dampf heißt gespannter Wasserdampf. Letzterer besitzt eine wesentlich stärkere keimtötende Kraft als ungespannter, also strömender heißer Wasserdampf. Die keimtötende Kraft steigt mit der Zunahme des Druckes. Druck und Temperatur des Dampfes stehen in einem abhängigen Verhältnis zueinander:

Bei	0	$^1/_2$	1	2 atü
beträgt die Temperatur	100°	112°	120°	134° C

Die zur Abtötung von Bakterien bzw. Bakteriensporen notwendige Einwirkungszeit des gespannten Dampfes nimmt bei Zunahme des Druckes und der dazugehörigen Temperatur stark ab. Sporen, die bei 110° erst nach einer Stunde abgetötet werden, werden bei 120° C schon nach 6 Minuten vernichtet.

Für die vorgeschriebenen Schlußdesinfektionen genügen die meist bei uns in Deutschland in Gebrauch befindlichen runden oder rechteckigen Dampfdesinfektionsapparate, die mit strömendem, ungespanntem oder leichtgespanntem Dampf arbeiten. Die Bedienung der Apparate ist häufig etwas verschieden und hat daher genau nach den beigegebenen Vorschriften zu erfolgen.

Jeder Apparat besitzt zwei Türen und ist in der Desinfektionsanstalt gewöhnlich so eingebaut, daß die eine Tür sich nur nach dem Beladeraum (unreine Seite), die andere sich nur nach dem Entladeraum (reine Seite) hin öffnet. Die unreine Seite darf nur zur Beschickung mit infiziertem Gut, die reine nur zur Herausnahme des desinfizierten Gutes benutzt werden. Zwischen beiden Seiten befindet sich meistens ein Baderaum für den Desinfektor.

Im Dampfapparat können folgende Gegenstände desinfiziert werden: nicht waschbare Kleidungsstücke, Federbetten, Strohsäcke, wollene Decken, Matratzen ohne Holzrahmen, Bettvorleger, Gardinen, Teppiche, Tischdecken, reine oder wenig beschmutzte Wäsche u. dgl.

Im Dampfapparat dürfen nicht desinfiziert werden: geleimte und furnierte Möbel, Hüte, Hutfedern, Pelze, Leder- und Gummisachen (Schuhe, Hosenträger u. dgl.), Bücher, Sammet- und Plüschwaren, wertvolle Kleider, gestickte Uniformen und stark beschmutzte Wäsche.

Handelt es sich um Sterilisationen (Entkeimungen) der chirurgischen Praxis, bei denen auch Dauerformen von Bakterien abgetötet werden müssen, so reicht die Temperatur des strömenden Wasserdampfes von 100° C, wie sie der Desinfektor bei Schlußdesinfektionen anwendet, nicht aus. Unter diesen Umständen muß gespannter Dampf in Drucktöpfen, sog. Autoklaven, angewendet werden. Die in Frage kommenden Gegenstände, wie Operations- und andere ärztliche Instrumente, Glasflaschen, Verbandstoffe, Operationswäsche, werden in diesen Autoklaven (Hochdrucksterilisatoren) durch gespannten Dampf von 1 atü und 120° C bei einer Einwirkungszeit (nicht Betriebszeit) von 15 bis 45 Minuten — je nach der Art des zu sterilisierenden Gutes — entkeimt. Die meisten chirurgischen Abteilungen moderner Krankenhäuser sind mit solchen Hochdrucksterilisatoren ausgerüstet.

b) Die Desinfektion durch siedendes Wasser (98—100° C)

kann angewendet werden bei nicht stark beschmutzten, waschbaren Kleidungsstücken, Leib- und Bettwäsche, Eß- und Trinkgeschirren, Geräten aus Glas, Porzellan, Steingut, Metall usw. Es ist zu beachten, daß man Gegenstände aus Glas, Porzellan u. dgl. zunächst in kaltes oder lauwarmes Wasser hineinlegt und dann erst zum Sieden erhitzt. Ein Zusatz von 2% Soda ist empfehlenswert. Die Einwirkungsdauer soll wenigstens eine Viertelstunde betragen. Zur Sterilisation von chirurgischen Instrumenten ist die Zeit auch bei Sodazusatz oft nicht ausreichend. Eine sichere Entkeimung ist in dieser Zeit dagegen nur in Hochdrucksterilisatoren bei 1 atü und 120° C zu erreichen, wie vorstehend bereits gesagt.

c) Eine Desinfektion durch Verbrennung

kommt natürlich nur für wertlose Gegenstände, für gebrauchte Verbandstoffe, Papier, Spucknäpfe aus Pappe, billiges Spielzeug, Kehricht, Bettstroh, Speisereste u. dgl. in Betracht. Die Gegenstände sind möglichst in dem Ofen des Krankenzimmers zu verbrennen, sonst im Freien, wobei ein Verstreuen des Materials zu vermeiden ist.

d) Die trockene Hitze oder heiße Luft

wird als Desinfektionsmittel im allgemeinen weniger angewandt als die vorgenannten Formen der Hitzeanwendung, weil die Abtötungskraft der trockenen Hitze auf Krankheitskeime wesentlich geringer ist als die der feuchten Hitze, und dieser Mangel entweder durch Erhöhung der Temperatur oder Verlängerung der Einwirkungszeiten ausgeglichen werden muß. Beides aber hat seine Nachteile.

Heiße Luft wird in denjenigen Fällen angewandt, in denen eine Schädigung des Desinfektionsgutes durch Feuchtigkeit vermieden werden soll oder das Gut aus anderen Gründen trocken bleiben muß. Mit Vorteil wird daher von ihr Gebrauch gemacht zur Keimfreimachung von Glas-, Porzellan- und Metallgegenständen in den sog. Trockenschränken der Laboratorien ($^1/_2$ bis 1 Stunde bei 180 bis 200° C).

Sollen empfindliche Gegenstände, wie Bücher, Ledertaschen, Pelze, wertvolle Kleider u. dgl., welche im Dampfapparat nicht desinfiziert werden dürfen, mit heißer Luft desinfiziert werden, so muß ihre Temperatur wesentlich herabgesetzt werden, dafür aber muß sie um so länger einwirken. In einem Kasten aus Eisenblech mit doppelter Wandung, dem sog. Trockenschrank, muß z. B. eine Temperatur von 80° C 48 Stunden lang einwirken, um eine einigermaßen zuverlässige Wirkung zu erzielen. Die keimtötende Wirkung der trockenen Hitze läßt sich aber wesentlich erhöhen durch Bewegung der heißen Luft mit Hilfe von Ventilatoren oder Gebläsen. Dies ist beispielsweise bei dem Vondran-Apparat der Fall. Die Einwirkungszeit beträgt hier nach Erreichen der notwendigen Temperatur von 90° C mindestens 90 Minuten. Der Apparat eignet sich sowohl zur Desinfektion als auch zur Entlausung.

2. Chemische Mittel.

Infolge des wirtschaftlichen Zusammenbruchs Deutschlands und der dadurch verursachten Verknappung der Rohstoffe für viele Desinfektionsmittel und infolge der noch bestehenden Handelsbeschränkungen ist die Herstellung der altbewährten Desinfektionsmittel erschwert worden. Dafür sind eine große Anzahl neuer Mittel auf dem Markt erschienen, die mangels einer amtlichen Prüfungsstelle keine Gewähr für ihre Wirksamkeit bieten und vielfach ganz unbrauchbar sind. Es ist daher dringend zu empfehlen, bei den bewährten, bzw. nachstehenden Desinfektionsmitteln zu bleiben.

Im allgemeinen ist zu beachten, daß die desinfizierende Wirkung eines Mittels, abgesehen von der chemischen Zusammensetzung desselben und der Widerstandsfähigkeit der Krankheitserreger abhängig ist von der Konzentration der Lösung, von der Einwirkungszeit und der Temperatur. Die angegebenen Konzentrationen und Einwirkungszeiten beziehen sich in der Regel auf Zimmertemperaturen, also solche von 15 bis 20° C. Warme Temperaturen zeigen allgemein eine bessere Wirksamkeit.

Von überragender Bedeutung haben sich die Abkömmlinge des Phenols, insbesondere die Kresole und Chlorkresole zu Desinfektionszwecken erwiesen.

a) Kresolseifenpräparate.

Zunächst ist hier die Kresolseifenlösung (Liquor Cresoli saponatus des „Deutschen Arzneibuches") zu nennen. Es ist ein Teerpräparat, das nach Teer riecht. Reines Kresol ist in Wasser unlöslich. Mit Seife, speziell Schmierseife, kann es in Lösung gebracht werden. Ein Gemisch von Rohkresol und Schmierseife (Kaliseife) zu gleichen Teilen ergibt die Kresolseifenlösung. Sie wird meist in 5%iger Lösung verwendet. Das sog. Kresolwasser besteht aus 10 Teilen Kresolseifenlösung und 90 Teilen Wasser. Wenn man Kresolwasser mit der gleichen Menge Wasser verdünnt, erhält man verdünntes Kresolwasser. Das verdünnte Kresolwasser bzw. die 5%ige Kresolseifenlösung eignet sich zu Desinfektionszwecken in so vielseitigem Maße wie kaum ein anderes Desinfektionsmittel. Es können damit desinfiziert werden:

1. waschbare Kleidungsstücke, Bettbezüge und Wäschestücke, namentlich solche, welche mit Blut, Eiter, Kot oder dergleichen beschmutzt sind, zur Reinigung benutzte Tücher und Bürsten, ferner Pelze, Leder- und Gummisachen;

2. Fußböden, Wände, Türen, Möbel, Metallteile an denselben, Aborte, Krankenwagen usw.;

3. die Ausleerungen und Absonderungen des Kranken in Nachtgeschirren, Stechbecken, Speigläsern u. dgl. (Stuhlgang, Urin, Erbrochenes, Blut, Eiter, Auswurf, Nasenschleim u. dgl.);

4. Hände und sonstige Körperteile.

Zu beachten ist aber noch, daß die 5%ige Kresolseifenlösung bei der Tuberkulose nicht verwendet werden darf, da sie tuberkulösem Auswurf gegenüber keine ausreichende Desinfektionskraft besitzt.

Die Kresolseifenlösung (Liquor Cresoli saponatus), das vor dem Kriege souveräne Desinfektionsmittel, ist auch heute noch in den meisten amtlichen Desinfektionsanweisungen für die verschiedenen ansteckenden Krankheiten in erster Linie vorgeschrieben. An Stelle der Kresolseifenlösung kann auch das altbekannte, etwas teuerere patentierte Kresolseifenpräparat „Lysol" zu denselben Zwecken und in der gleichen Weise benutzt werden. Es hat den Vorteil eines gleichmäßigeren und etwas höheren (etwa 60%) Kresolgehalts als die Kresolseifenlösung.

Da jedoch die Kresolseifenlösung und auch das Lysol — offenbar wegen zu geringer Kresolzuteilung an die einschlägigen Fabriken — gegenwärtig nur in stark vermindertem Umfang gegenüber der Vorkriegszeit hergestellt werden, jedenfalls schwer und nicht überall erhältlich sind, habe ich als ein sehr brauchbares Austauschmittel das seifenfreie Kresolpräparat Liquor Cresoli „Grünau" empfohlen. Bei diesem Mittel ist das Kresol durch einen Emulgator in Lösung gehalten. Die Netzfähigkeit und reinigende Wirkung der seifenfreien Präparate ist etwas schwächer als die der seifenhaltigen, weshalb diese im Fall der Wahl zu bevorzugen sind.

Liquor Cresoli „Grünau" wird in 5%iger und Lysol in 3—5%iger Lösung verwendet, aber beide ebenfalls nicht bei der Tuberkulose.

Die Einwirkungszeit der vorgenannten drei Mittel beträgt in der Regel 2 Stunden.

Als weiteres Kresol-Seifenpräparat ist das Alkalysol anzuführen.

Es ist eine Kresolseifenlösung mit einem erhöhten Alkalizusatz. Das Präparat hat sich in 5%iger Lösung als Desinfektionsmittel für tuberkulösen Auswurf bei 4stündiger Einwirkungszeit und als 2%ige Lösung zur Desinfektion von mit tuberkulösem Auswurf infizierter Wäsche bei 10stündiger Einwirkungszeit gut bewährt. An Stelle des Alkalysols kann auch das T.B.-Bazillol verwendet werden, das etwa dieselbe Zusammensetzung hat.

Gemeinsam ist den vorgenannten Kresolpräparaten, daß sie den unangenehmen Kresolgeruch besitzen, weshalb von ihnen weniger Gebrauch gemacht wird.

b) Chlor-Kresol-Seifenpräparate.

Den Nachteil des unangenehmen Kresolgeruchs weisen die chlorierten Phenolabkömmlinge wie Chlorkresole, Chlorxylenole und ähnliche Präparate nicht auf. Sie besitzen außerdem den Vorzug einer größeren desinfizierenden Wirkung und einer geringeren Giftigkeit.

Zu diesen Mitteln gehören Sagrotan, Baktol und Lavasteril. Die drei Präparate zeigen eine ähnliche Zusammensetzung und werden meist in 2%iger Lösung benutzt.

Besonders bewährt hat sich die 2%ige Sagrotanlösung. Man kann mit ihr die gleichen Gegenstände mit Erfolg desinfizieren wie mit 5%iger Kresolseifenlösung. Nur für die Desinfektion von Stuhl, Blut und Urin eignet sich besser die billigere Kalkmilch oder Chlorkalkmilch, andernfalls müßte die Konzentration der Sagrotanlösung auf etwa das Doppelte (4 bis 5%) erhöht werden.

Zur Desinfektion der Wäsche von Tuberkulösen ist eine 2%ige Sagrotanlösung bei 10stündiger Einwirkungszeit ebenfalls geeignet, nicht aber zur Desinfektion tuberkulösen Auswurfs.

Zu Entlausungszwecken sind Sagrotan, Baktol und Lavasteril nicht brauchbar.

Außer den vorgenannten seifenhaltigen Chlorkresolpräparaten kann auch das seifenfreie Chlorkresolpräparat Pangrol mit gutem Erfolg verwendet werden. Das Präparat wird wie das Sagrotan in 2%iger Lösung benutzt. Es können auch dieselben Gegenstände damit desinfiziert werden; eiserne Gebrauchsgegenstände und nicht rostgeschützte ärztliche Instrumente aber nur dann, wenn ein 2—3%iger Sodazusatz zu der Lösung gemacht wird.

Die Pangrollösungen eignen sich zur Desinfektion der Wäsche tuberkulöser Personen nicht.

Bei den seifenhaltigen Chlorkresolpräparaten Sagrotan, Baktol und Lavasteril und ebenso bei dem seifenfreien Chlorkresolpräparat Pangrol beträgt die Einwirkungszeit bei 2%igen Lösungen für gewöhnlich 2 Stunden.

Unter den seifenfreien Chlorkresolpräparaten ist das Parmetol noch besonders hervorzuheben, weil es für die Durchführung der Desinfektion bei der Lungentuberkulose wegen seiner zuverlässigen Wirkung sehr geeignet ist. Das Präparat, das nicht den unangenehmen Kresolgeruch besitzt, wird zur Desinfektion von tuberkulösem Auswurf in 5%iger und zur Wäschedesinfektion der Schwindsüchtigen in 2%iger Lösung verwendet.

Die Einwirkungszeit beträgt im ersteren Fall 4 Stunden, im letzteren 10 Stunden. Sofern man die Wäsche von Schwindsüchtigen wie bei der Schlußdesinfektion auch in 4 Stunden desinfizieren will, muß man ebenfalls eine 5%ige Lösung anwenden.

c) Karbolsäure.

Wenn keines der vorstehend aufgeführten Kresolpräparate erhältlich ist, kann noch auf eines der ältesten Desinfektionsmittel zurückgegriffen werden, das hauptsächlich wegen seiner stärkeren Giftigkeit und seines unangenehmen „Karbol"geruchs verlassen worden ist, nämlich die Karbolsäure. Sie wird meist in 3%iger Lösung verwendet und eignet sich der Hauptsache nach zur Desinfektion derjenigen Gegenstände, die mit 5%iger Kresolseifenlösung desinfiziert werden. Die Einwirkungszeit beträgt auch hier 2 Stunden.

d) Ätzkalk.

Die aus dem Ätzkalk bereitete Kalkmilch ist wegen ihrer Billigkeit und guten Wirksamkeit ein beliebtes Mittel der Grobdesinfektion. Bezüglich der Bereitung der Kalkmilch und ihrer Verwendung sei auf die Fragen Nr. 380 bis Nr. 386 verwiesen.

e) Chlorpräparate.

Die aus dem Chlorkalk bereitete Chlorkalkmilch und die aus dem verstärkten Chlorkalkpräparat Caporit hergestellten Lösungen werden im wesentlichen zu den gleichen Desinfektionszwecken benutzt wie Kalkmilch und Chlorkalkmilch, siehe die Fragen Nr. 387 bis Nr. 398.

Weitere wichtige Chlorpräparate sind Chloramin (Mianin) und Rohchloramin.

Chloramin ist ein weißes Pulver, das 25% wirksames Chlor enthält; Rohchloramin enthält ungefähr 80% reines Chloramin.

Das Chloramin und Rohchloramin sind geeignet zur Händedesinfektion in 0,5%iger Lösung und zur Desinfektion von Gegenständen in 1%iger Lösung.

Rohchloramin eignet sich in 6%iger Lösung vorzüglich zur Desinfektion von tuberkulösem Auswurf und in 2%iger Lösung zur Wäschedesinfektion von Schwindsüchtigen.

Für die Grob- und Raumdesinfektion wird zweckmäßig das billigere Rohchloramin verwendet. Letzteres ist besonders brauchbar für die Desinfektion von Räumen, Möbeln, Gebrauchsgegenständen, Geschirr usw. in 1%iger Lösung. Jedoch werden nicht rostgeschützte Gegenstände angegriffen. Ferner ist das Rohchloramin geeignet zur Desinfektion von Stuhl, Urin, Blut, Eiter in 2%iger und von Wäsche in 1%iger Lösung. Es empfiehlt sich jedoch nicht, bunte Wäsche mit Rohchloramin zu desinfizieren wegen seiner Bleichwirkung. Im übrigen siehe die Fragen Nr. 399 bis Nr. 410.

Für Kalkmilch, Chlorkalkmilch, Chloramin- und Rohchloraminlösungen beträgt die Einwirkungszeit in der Regel 2 Stunden. Jedoch muß die 6%ige Rohchloraminlösung auf tuberkulösen Auswurf und tuberkulöse Wäsche 4 Stunden und die 2%ige Rohchloraminlösung auf tuberkulöse Wäsche 10 Stunden einwirken.

f) Formaldehyd.

Formaldehyd ist ein aus dem Holzgeist gewonnenes, stechend riechendes Gas, das, zu einer festen weißen Masse verdichtet, Paraformaldehyd oder Paraform heißt. Das Gas wirkt reizend auf die Schleimhäute der Luftwege, der Nase und des Mundes.

Das Formaldehyd wird meist in der Form von Formalin angewendet. Letzteres ist eine 35%ige Lösung von Formaldehydgas in Wasser. Es ist vor Licht geschützt aufzubewahren. Wenn es eine weiße, flockige Ausscheidung gebildet hat, ist es für Desinfektionen unbrauchbar.

Das Formalin wird benutzt:

1. Zur Raumausgasung mit Formaldehyd in besonderen Apparaten, in denen das Formaldehydgas gleichzeitig mit Wasserdampf entwickelt wird: Formaldehyddesinfektion, siehe die Fragen Nr. 675 bis Nr. 726.

2. Als wässerige Formaldehydlösung. Sie wird in 1%iger Lösung benutzt und dadurch hergestellt, daß man 30 ccm Formalin (Formaldehyd solutus des „Deutschen Arzneibuches" 35%ig) mit Wasser zu einem Liter Desinfektionsflüssigkeit auffüllt und gut durchmischt.

Mit dieser 1%igen Formaldehydlösung können bei 2stündiger Einwirkungszeit desinfiziert werden:

1. Gerätschaften, die das Auskochen nicht vertragen, wie Messer und Gabeln, Haar-, Nagel- und Kleiderbürsten, Spielsachen von Holz oder Metall, Pelzwerk, Sammet, Plüsch und ähnliche Möbelüberzüge;

2. Leib- und Bettwäsche, Decken, Matratzen, Betten, Bettvorleger u. dgl.;

3. Fußböden, Wände, Möbel, Geschirr, Waschbecken, Abtritte usw.

Mit einer 2%igen Formaldehydlösung können noch desinfiziert werden: Stuhl, Urin, Blut, Schmutzwasser, Wasch- und Badewasser, ferner die beschmutzte Wäsche von Schwindsüchtigen, und zwar bei 4stündiger Einwirkungszeit.

An Stelle von Formalin kann zur Bereitung einer 1%igen und 2%igen Formaldehydlösung auch noch Lavagrol benutzt werden. Es ist eine 25%ige Formaldehydlösung. Zur Herstellung einer 1%igen Formaldehydlösung sind demnach 40 ccm Lavagrol und einer 2%igen Formaldehydlösung 80 ccm Lavagrol auf 1 Liter Wasser erforderlich.

Nach den in den Räumen mit Formaldehydlösungen vorgenommenen Desinfektionen sind die Räume noch gut zu lüften.

Frage:	Antwort:
303. Welches sind die gebräuchlichsten Desinfektionsmittel?	**303.** Die Hitze und mehrere chemische Mittel.

1. Die Hitze.

304. In welcher Form wendet man die Hitze an?	**304.** 1. Als heißen Wasserdampf; 2. als siedendes Wasser; 3. als Verbrennung im offenen Feuer; 4. als trockene Hitze.
305. Welche Temperatur hat das siedende Wasser?	**305.** 100° Celsius (C) oder 80° Reaumur (R).
306. Welche Temperatur muß der zur Desinfektion verwendete Wasserdampf haben?	**306.** Mindestens die Temperatur des siedenden Wassers.

a) Heißer Wasserdampf.

307. Wie geschieht die Desinfektion mit heißem Wasserdampf?	**307.** In einem Dampfdesinfektionsapparat einer Dampfdesinfektionsanstalt.
308. Welche Gegenstände können im Dampf desinfiziert werden?	**308.** Nicht waschbare Kleidungsstücke, Federbetten, Strohsäcke, wollene Decken, Matratzen ohne Holzrahmen, Bettvorleger, Gardinen, Teppiche, Tischdecken, reine oder nur wenig beschmutzte Wäsche u. dgl.
309. Welche Gegenstände dürfen nicht im Dampf desinfiziert werden?	**309.** Geleimte und furnierte Möbel, Hüte, Hutfedern, Pelz-, Leder- und Gummisachen, in Leder gebundene Bücher, Sammet und Plüsch, wertvolle Kleider, gestickte Uniformen und stark beschmutzte Wäsche, namentlich, wenn sie mit Arzneimitteln, Blut, Eiter oder Kot befleckt ist.
310. Warum darf grob besudelte, mit Blut, Eiter oder Kot beschmutzte Wäsche nicht im Dampf desinfiziert werden?	**310.** Weil die Flecken im Dampf „einbrennen".
311. Warum ist der heiße Wasserdampf ein sehr brauchbares Desinfektionsmittel?	**311.** Weil er bei hinreichend langer Einwirkung alle Krankheitskeime sicher vernichtet und auch in die Tiefe der Gegenstände wirkt.

b) Siedendes Wasser.

312. Welches ist die 2. Art der Desinfektion durch Hitze?	**312.** Die Desinfektion durch siedendes Wasser.

Frage:	**Antwort:**
313. Wie lange müssen die Gegenstände der Siedehitze ausgesetzt werden?	**313.** Wenigstens eine Viertelstunde.
314. Worauf ist bei der Desinfektion durch siedendes Wasser zu achten?	**314.** Daß das Wasser während der Desinfektionsdauer beständig im Sieden erhalten wird, und daß die Gegenstände vollständig von siedendem Wasser bedeckt werden.
315. Welche Gegenstände eignen sich zur. Desinfektion mit siedendem Wasser?	**315.** Waschbare Kleidungsstücke, Leib- und Bettwäsche, wenn sie nicht stark beschmutzt ist, ferner Geräte aus Glas, Porzellan, Steingut, Metall u. dgl.
316. Wie verfährt man bei der Desinfektion von Glas, Porzellan, Steingut u. dgl.?	**316.** Man legt diese Gegenstände in das kalte oder lauwarme Wasser hinein und erhitzt erst dann zum Sieden.
317. Welcher Zusatz zu dem Wasser ist dabei zu empfehlen?.	**317.** Ein Sodazusatz von 2%.

c) Verbrennung.

318. Welches ist die 3. Art der Desinfektion durch Hitze?	**318.** Die Desinfektion durch Verbrennung.
319. Was wird verbrannt?	**319.** Wertlose, leicht brennbare Gegenstände, wie gebrauchte Verbandgegenstände, Speisereste, Bettstroh, Seegras, Spucknäpfe aus Pappe, Papiertaschentücher, billiges Spielzeug, Kehricht u. dgl.
320. Wo werden diese Gegenstände verbrannt?	**320.** Im Ofen des Krankenzimmers selbst.

d) Trockene Hitze.

321. Welche 4. Art der Desinfektion durch Hitze kommt in Betracht?	**321.** Die Desinfektion durch trockene Hitze, d. i. durch heiße Luft.
322. Wie geschieht zweckmäßig die Desinfektion mit trockener Hitze?	**322.** In einem Kasten aus Eisenblech mit Doppelwandung von etwa 1 cbm Inhalt (sog. Trockenschrank), der mittels eines Gasbrenners und Regulators auf einer Temperatur von 75 bis 85°C gehalten wird.
323. Welche Gegenstände können auf diese Weise desinfiziert werden?	**323.** Bücher, Ledertaschen, Pelze, wertvolle Kleider, Uniformen u. dgl., welche im Dampfapparat nicht desinfiziert werden dürfen.
324. Wie lange muß die trockene Hitze von 75 bis 85° C auf die Gegenstände einwirken?	**324.** 48 Stunden.
325. Wozu läßt sich die trockene Hitze noch mit Vorteil verwenden?	**325.** Zur Entlausung und Desinfektion der für die Dampfdesinfektion nicht geeigneten Gegenstände (s. Nr. 779 bis 785 und Nr. 801 bis 805).
326. Unter welchen Umständen kann man mittels heißer Luft eine viel raschere Desinfektionswirkung erzielen?	**326.** Wenn man heiße Luft durch Gebläse oder Ventilatoren in besonderen Apparaten in Zirkulation versetzt, z. B. in dem **Vondran-Apparat.**

2. Chemische Mittel.

Frage:	Antwort:
327. Welches sind die am häufigsten zur Desinfektion verwendeten chemischen Mittel?	**327.** a) Kresol-Seifenpräparate: 1. Kresolseifenlösung, 2. Lysol, 3. Alkalysol. aa) Seifenfreies Kresolpräparat: Liquor Cresoli Grünau. b) Chlorkresol-Seifenpräparate: 1. Sagrotan, 2. Lavasteril. bb) Seifenfreie Chlorkresolpräparate: 1. Pangrol, 2. Parmetol. c) Karbolsäure. d) Ätzkalk. e) Chlorpräparate: 1. Chlorkalk, 2. Caporit, 3. Chloramin und Rohchloramin. f) Formaldehyd: 1. Formalin, 2. Lavagrol.

a) Kresol-Seifenpräparate.

1. Kresolseifenlösung[1]).

328. Was ist Kresol und wie riecht es?	**328.** Es ist ein Erzeugnis aus dem Steinkohlenteer und riecht nach Teer.
329. Was ist Kresolseifenlösung (Liquor Cresoli sponatus des Deutschen Arzneibuches)?	**329.** Ein Gemisch von Rohkresol mit Kaliseife zu gleichen Teilen.
330. In welcher Weise wird die Kresolseifenlösung zur Desinfektion verwendet?	**330.** In 5%iger Lösung, auch verdünntes Kresolwasser genannt.
331. Wie stellt man aus Kresolseifenlösung eine 5%ige Kresolseifenlösung her?	**331.** Indem man 50 ccm Kresolseifenlösung mit Wasser zu 1 l Desinfektionsflüssigkeit auffüllt und gut durchmischt.
332. Wie kann man sonst noch eine 5%ige Kresolseifenlösung herstellen?	**332.** Indem man aus der Apotheke bezogenes sog. Kresolwasser (Aqua cresolica des Deutschen Arzneibuchs) mit gleichen Teilen Wasser versetzt.
333. Worauf ist bei der Bereitung dieser Lösungen besonders zu achten?	**333.** Darauf, daß die Lösungen längere Zeit und kräftig geschüttelt bzw. durchgerührt werden.

---

[1]) Als seifenfreies, kresolhaltiges Austauschmittel kann Liquor Cresoli Grünau der Chemischen Fabrik Berlin-Grünau verwendet werden (siehe Nr. 347 bis Nr. 351).

Frage:	Antwort:
334. Was kann mit einer 5%igen Kresolseifenlösung desinfiziert werden?	**334.** 1. Waschbare Kleidungsstücke, Bettbezüge und Wäschestücke, namentlich solche, welche mit Blut, Eiter, Kot oder dgl. beschmutzt sind, zur Reinigung benutzte Tücher und Bürsten, ferner Pelz-, Leder- und Gummisachen; 2. Fußböden, Wände, Türen, Möbel, Metallteile an denselben, Aborte, Krankenwagen usw.; 3. die Ausleerungen und Absonderungen des Kranken in Nachtgeschirren, Stechbecken, Speigläsern u. dgl. (Stuhlgang, Urin, Erbrochenes, Blut, Eiter, Auswurf, Nasenschleim u. dgl.); 4. Hände und sonstige Körperteile.
335. Wie lange beträgt die Einwirkungszeit der 5%igen Kresolseifenlösung?	**335.** Wenigstens 2 Stunden.
336. Bei welcher Krankheit wird eine 5%ige Kresolseifenlösung nicht verwendet?	**336.** Bei der Lungenschwindsucht.
337. Warum nicht?	**337.** Die Wirksamkeit der 5%igen Kresolseifenlösung ist hier zu gering.
338. Ist die 5%ige Kresolseifenlösung auch zu Entlausungszwekken geeignet?	**338.** Ja.

2. Lysol[1])

Frage:	Antwort:
339. Was ist Lysol und wie riecht es?	**339.** Lysol ist eine sehr giftige Kresolseifenlösung von etwa 60% Kresolgehalt mit starkem Kresolgeruch.
340. In welcher Stärke wird es verwendet?	**340.** In 3—5%iger Lösung.
341. Was kann mit 5%iger Lysollösung (bei 2stündiger Einwirkung) desinfiziert werden?	**341.** Dieselben Gegenstände wie mit einer 5%igen Kresolseifenlösung (siehe Nr. 334 bis Nr. 338).
342. Eignet sich die 5%ige Lysollösung auch zu Entlausungszwecken?	**342.** Ja.

3. Alkalysol[1]).

Frage:	Antwort:
343. Was ist Alkalysol und wie riecht es?	**343.** Es ist ein seifenhaltiges Kresolpräparat mit einem bestimmten Gehalt an freiem Alkali, das den Kresolgeruch besitzt.
344. Bei welcher Krankheit wird das Alkalysol zweckmäßig verwendet?	**344.** Bei der Lungenschwindsucht.

---

[1]) Lysol und Alkalysol werden von der Firma Schülke & Mayr A.-G., Hamburg, hergestellt.

An Stelle des Alkalysols kann auch T.B.-Bacillol verwendet werden. T.B.-Bacillol wird von der Bacillol-Fabrik Dr. Bode & Co, Hamburg-Stellingen, hergestellt.

Frage:	**Antwort:**
345. In welcher Stärke wird das Alkalysol zur Desinfektion von tuberkulösem Auswurf und in welcher Stärke zur Desinfektion der Wäsche der Schwindsüchtigen benutzt?	**345.** In 5%iger bzw. 2%iger Lösung.
346. Wie lange betragen hierbei die Einwirkungszeiten?	**346.** 4 bzw. 10 Stunden.

aa) Seifenfreies Kresolpräparat:

Liquor Cresoli „Grünau"[1].

347. Was ist Liquor Cresoli „Grünau" und wie riecht es?	**347.** Liquor Cresoli „Grünau" ist ein Kresolpräparat, in dem Rohkresol und an Stelle der Seife ein Emulgator als Lösungsmittel zu gleichen Teilen enthalten sind. Es besitzt den bekannten Kresolgeruch.
348. In welcher Stärke wird der Liquor Cresoli „Grünau" zur Desinfektion verwendet?	**348.** Ebenso wie die Kresolseifenlösung in 5%iger Lösung.
349. Was kann mit der 5%igen Lösung des Liquor Cresoli „Grünau" (bei 2stündiger Einwirkungszeit) desinfiziert werden?	**349.** Dieselben Gegenstände wie mit einer 5%igen Kresolseifenlösung (s. Nr. 334 bis 338).
350. Wozu eignet sich diese Lösung wegen des starken Kresolgeruches weniger?	**350.** Zur Desinfektion der Hände und sonstigen Körperteile.
351. Eignet sich die 5%ige Lösung von Liquor Cresoli „Grünau" auch zu Entlausungszwecken?	**351.** Ja.

b) Chlorkresol-Seifenpräparate.

1. Sagrotan[2].

352. Was ist Sagrotan und wie riecht es?	**352.** Es ist eine seifenhaltige Lösung von Chlorkresol und Chloroxylenol und hat einen angenehmen Geruch.
353. In welcher Stärke wird das Sagrotan verwendet?	**353.** In 2%iger Lösung.
354. An Stelle welcher anderen Desinfektionslösung kann es vielfach verwendet werden?	**354.** An Stelle einer 5%igen Kresolseifenlösung.

---

[1] Liquor Cresoli „Grünau" wird von der Chemischen Fabrik, Berlin-Grünau, hergestellt.

[2] Sagrotan wird von der Firma Schülke & Mayr A.G. in Hamburg hergestellt.

An Stelle des Sagrotans kann auch Baktol verwendet werden. Baktol wird von der Bacillol-Fabrik Dr. Bode & Co. in Hamburg-Stellingen hergestellt.

4*

Frage:	**Antwort:**
355. Was kann mit einer 2%igen Sagrotanlösung (bei 2stündiger Einwirkungszeit) desinfiziert werden?	**355.** 1. Waschbare Kleidungsstücke, Bettbezüge und Wäschestücke, namentlich solche, welche mit Blut, Eiter, Kot u. dgl. beschmutzt sind, zur Reinigung benutzte Tücher; 2. nicht waschbare Kleidungsstücke, Betten, wollene Decken, Matratzen, Bettvorleger, Strohsäcke u. dgl. Gegenstände; 3. Pelz-, Leder- und Gummisachen, Sammet-, Plüsch- und Stoffbezüge; 4. Fußböden, Wände, Türen, Möbel, Metallteile an denselben, Aborte, Krankenwagen, Badewannen, Waschbecken u. dgl.; 5. Eß- und Trinkgerät wie Messer, Gabeln und Löffel, namentlich solches, welches das Auskochen nicht verträgt, Bürsten u. dgl. (nachheriges Abspülen in Wasser und Trocknen dieser Geräte); 6. die Ausleerungen und Absonderungen des Kranken in Nachtgeschirren, Stechbecken, Speigläsern u. dgl. (Stuhlgang, Urin, Erbrochenes, Blut, Eiter, Auswurf, Nasenschleim u. dgl.).
356. Warum empfiehlt es sich in der Regel nicht, Stuhlgang, Urin und Erbrochenes mit 2%iger Sagrotanlösung zu desinfizieren?	**356.** Weil in der Kalkmilch und Chlorkalkmilch viel billigere und ebenso wirksame Desinfektionsflüssigkeiten zur Verfügung stehen.
357. Wozu ist eine 2%ige Sagrotanlösung besonders geeignet?	**357.** Zur Desinfektion der Hände und sonstigen Körperteile (Einwirkungszeit 5 Minuten).
358. Eignet sich eine Sagrotanlösung auch zur Desinfektion von tuberkulösem Auswurf und der Wäsche Tuberkulöser?	**358.** Zur Desinfektion von tuberkulösem Auswurf eignet sie sich überhaupt nicht; zur Desinfektion der Wäsche Tuberkulöser dagegen in 5%iger Lösung bei 4stündiger Einwirkungszeit (d. i. die im allgemeinen bei Schlußdesinfektion zur Verfügung stehende Zeit) und in 2%iger Lösung bei wenigstens 10stündiger Einwirkungszeit.
359. Ist die Sagrotanlösung auch zu Entlausungszwecken geeignet?	**359.** Nein.

2. Lavasteril[1]).

360. Was ist Lavasteril und wie riecht es?	**360.** Es ist ein ungiftiges, angenehm riechendes Präparat, in dem Chlorkresol und Chlorthymol in einer flüssigen Seife gelöst sind.
361. In welcher Stärke wird Lavasteril verwendet?	**361.** In 2%iger Lösung.

[1]) Lavasteril wird von der Gesellschaft für pharmazeutische Produkte G. m. b. H., „Lavasteril" in München hergestellt.

Frage:

362. An Stelle welcher anderen desinfizierenden Lösung kann eine 2%ige Lavasterillösung verwendet werden?

363. Wozu eignet sich die 2%ige Lavasterillösung?

364. Wie lange beträgt die Einwirkungszeit der 2%igen Lavasterillösung?

365. Ist die 2%ige Lavasterillösung auch zur Entlausung geeignet?

Antwort:

362. Ebenso wie die 2%ige Sagrotanlösung an Stelle einer 5%igen Kresolseifenlösung.

363. Zu denselben Zwecken wie die 2%ige Sagrotanlösung (s. Nr. 355 bis 359).

364. Ebenso wie bei der 2%igen Sagrotanlösung wenigstens 2 Stunden.

365. Nein, ebensowenig wie die 2%ige Sagrotanlösung.

bb) Seifenfreie Chlorkresolpräparate.

1. Pangrol[1]).

366. Was enthält Pangrol und wie riecht es?

366. Es enthält ebenso wie Sagrotan Chlorkresol und Chlorxylenol, welche aber an Stelle von Seife durch einen Emulgator in Lösung gehalten werden. Es hat einen nur schwachen, durch Parfümierung überdeckten Kresolgeruch.

367. In welcher Stärke wird das Pangrol verwendet?

367. In 2%iger Lösung.

368. Was kann mit einer 2%igen Pangrollösung (bei 2stündiger Einwirkungszeit) desinfiziert werden?

368. 1. Waschbare Kleidungsstücke und Wäsche von nichttuberkulösen Personen, Kämme und Bürsten;
2. Fußböden, Wände, Türen, Möbel, Aborte, Krankenwagen, Stechbecken, Nachtgeschirre, Waschbecken usw.;
3. Hände und sonstige Körperteile (Einwirkungszeit: 5 Minuten).

369. Welche Gegenstände eignen sich nicht zur Desinfektion mit Pangrollösung?

369. Eiserne Gegenstände, wie Messer, Gabeln, Löffel u. dgl. und nicht rostgeschützte ärztliche Instrumente.

370. Ist Pangrol auch zur Entlausung geeignet?

370. Nein.

2. Parmetol[2]).

371. Was ist Parmetol?

371. Parmetol ist ein chlorhaltiges Kresolpräparat, das nicht den unangenehmen Kresolgeruch besitzt.

372. Bei welcher Krankheit wird Parmetol verwendet?

372. Bei der Lungenschwindsucht.

373. In welcher Stärke wird das Parmetol zur Desinfektion von tuberkulösem Auswurf und in welcher Stärke zur Desinfektion tuberkulöser Wäsche verwendet?

373. In 5%iger und 2%iger Lösung.

---

[1]) Pangrol wird von der Chemischen Fabrik Grünau A.-G. in Berlin-Grünau hergestellt.

[2]) Parmetol wird von der Firma Schülke & Mayr in Hamburg hergestellt.

Frage:	**Antwort:**
374. Wie lange betragen hierbei die Einwirkungszeiten?	**374.** 4 bzw. 10 Stunden. (Soll jedoch wie bei der Schlußdesinfektion mit Formaldehyd die Desinfektion der tuberkulösen Wäsche schon nach 4 Stunden beendet sein, so muß die Lösung ebenfalls 5%ig sein.)

c) Karbolsäure.

375. Was ist Karbolsäure?	**375.** Ebenfalls wie das Kresol ein Erzeugnis aus dem Steinkohlenteer, das stärker giftig ist und nach Teer riecht.
376. In welcher Stärke wird die Karbolsäure zur Desinfektion verwendet und in welcher Stärke zur Entlausung?	**376.** In 3%iger Lösung zur Desinfektion und in 5%iger Lösung zur Entlausung.
377. Wie wird 3%ige Karbolsäurelösung hergestellt?	**377.** 30 ccm sog. verflüssigte, aus der Apotheke zu beziehende Karbolsäure werden mit Wasser zu 1 l Desinfektionsflüssigkeit aufgefüllt und gut durchgemischt.
378. Was kann mit 3%iger Karbolsäurelösung desinfiziert werden?	**378.** 1. Waschbare Kleidungsstücke, Bett- und Leibwäsche, zur Reinigung benutzte Tücher und Bürsten, ferner Pelz-, Leder- und Gummisachen; 2. Fußböden, Wände, Türen, Möbel, Metallteile an denselben, Aborte, Krankenwagen usw.; 3. die Ausleerungen und Absonderungen des Kranken in Nachtgeschirren, Stechbecken, Speigläsern u. dgl. (Stuhlgang, Urin, Erbrochenes, Blut, Eiter, Auswurf, Nasenschleim u. dgl.).
379. Wie lange müssen die Lösungen einwirken?	**379.** Wenigstens 2 Stunden.

d) Ätzkalk.

380. Wie wird Kalkmilch (20%ige) bereitet?	**380.** Frisch gebrannter Kalk (sog. Fettkalk) wird unzerkleinert in ein geräumiges Gefäß gelegt und mit etwa der halben Menge Wasser gleichmäßig besprengt, worauf er zu Kalkpulver zerfällt. Alsdann werden zu je 1 l Kalkpulver allmählich unter stetem Umrühren 3 l Wasser hinzugesetzt.
381. Wie kann man auf noch einfachere Weise Kalkmilch bereiten?	**381.** Durch Anrühren von je 1 l gelöschten Kalkes aus einer Kalkgrube mit 3 l Wasser.
382. Worauf ist bei der Verwendung von gelöschtem Kalk aus einer Kalkgrube zu achten?	**382.** Daß die obersten durch den Einfluß der Luft veränderten Kalkschichten nicht benutzt werden.
383. Was ist bezüglich der Wirksamkeit der Kalkmilch zu beachten?	**383.** Die Kalkmilch hat, frisch zubereitet, ihre größte Wirksamkeit. An der Luft büßt die Kalkmilch aber bald ihre Wirksamkeit ein.
384. Wie ist deshalb zu verfahren, wenn die Kalkmilch nicht unmittelbar vor ihrer Verwendung zubereitet werden kann?	**384.** Die Kalkmilch muß in einem wohlverschlossenen Gefäße aufbewahrt und vor dem Gebrauche tüchtig geschüttelt werden.

Frage:	**Antwort:**
385. Was kann mit Kalkmilch desinfiziert werden?	**385.** 1. Wände, die schon vorher einen Kalkanstrich hatten, Fußböden aus Lehmschlag und Steinfußböden; 2. Stuhlentleerungen, Urin und Erbrochenes, Abtritte, Abortgruben, Düngerstätten, Schmutzwässer, Rinnsteine und Kanäle.
386. Wodurch kann man das Anhaften des Kalkanstriches an der Wand erhöhen?	**386.** Durch Zusatz von grüner Seife (etwa 1 Eßlöffel grüne Seife auf 5 Liter Kalkmilch).

e) Chlorpräparate.

1. Chlorkalk.

387. Was ist Chlorkalk?	**387.** Ein stark nach Chlor riechendes weißes Pulver.
388. Worauf ist bei Verwendung des Chlorkalkes besonders zu achten?	**388.** Daß er frisch ist und noch seinen stechenden Chlorgeruch besitzt.
389. Wie verhindert man die Verdunstung des wirksamen Chlorgases aus dem Chlorkalk?	**389.** Durch Aufbewahrung des Chlorkalkes in einem wohlverschlossenen Gefäße und im Dunkeln, am besten in Tonkruken.
390. In welcher Form wird der Chlorkalk zu Desinfektionszwecken verwendet?	**390.** Entweder als Chlorkalkpulver selbst oder als Chlorkalkmilch.
391. Wie wird Chlorkalkmilch bereitet?	**391.** Es werden zu je 1 l Chlorkalk allmählich unter stetem Rühren 5 l Wasser hinzugesetzt.
392. Was ist hinsichtlich der Verwendbarkeit der Chlorkalkmilch zu beachten?	**392.** Daß sie jedesmal vor dem Gebrauche frisch bereitet wird.
393. Was kann mit Chlorkalkmilch desinfiziert werden?	**393.** Schmutz- und Badewässer, Düngerstätten, Rinnsteine und Kanäle.
394. Was ist bei Verwendung der Chlorkalkmilch zur Desinfektion von Badewässern zu beachten?	**394.** Daß die Chlorkalkmilch mit Rücksicht auf Ventile und Abflußrohre der Badewannen durch Absetzen oder Abseihen geklärt ist.
395. Was ist Caporit?	**395.** Caporit[1]) ist ein verstärktes Chlorkalkpräparat, das 65—72 % wirksames Chlor enthält.
396. In welcher Form und zu welchen Desinfektionszwecken wird es hauptsächlich verwendet?	**396.** 1. In 0,2 %iger Lösung zur Großraum-Desinfektion in Viehställen, Vieh- und Eisenbahnwagen, Schlachträumen, Abdeckereien u. dgl.; 2. als Pulver zum Bestreuen von Bedürfnisanstalten, Stallgassen, Düngerstätten, Müllplätzen, Abortgruben (Zusatz im Verhältnis 2:1000 nach Berechnung der Flüssigkeitsmenge).
397. Welche Caporitmengen sind zur Desinfektion von Badewasser in Schwimmbädern und wieviel von Trinkwasser erforderlich?	**397.** Zur Chlorierung von Badewasser sind 1 bis 1$^{1}/_{2}$ kg Caporit auf 1000 cbm Wasser, zur Chlorierung von Trinkwasser 1 kg auf 1000 bis 5000 cbm Wasser erforderlich.

---

[1]) Caporit wird von der Firma Farbenindustrie in Leverkusen a. Rh. hergestellt.

Frage:	**Antwort:**
398. Was ist hinsichtlich der Herstellung von Caporitlösungen zu beachten?	**398.** Caporitlösungen sind stets frisch zu bereiten. Konzentrierte Lösungen dürfen nicht auf Vorrat hergestellt und aufbewahrt werden, da sie wegen Chlorgasabspaltung eine Explosionsgefahr darstellen.

2. Chloramin und Rohchloramin[1]).

399. Was ist Chloramin (auch Mianin[1]) genannt)?	**399.** Chloramin ist ein weißes, kristallinisches, fast geruchloses, in Wasser leicht lösliches Pulver mit einem Gehalt von etwa 25% wirksamem Chlor.
400. Was ist Rohchloramin[1])?	**400.** Es ist ein Präparat mit 80% Reinchloramin, das geringe unschädliche und unlösliche Beimengungen enthält.
401. Bei welcher Krankheit empfiehlt sich die Anwendung des Rohchloramins besonders?	**401.** Bei der Lungenschwindsucht.
402. In welcher Stärke wird das Rohchloramin zur Desinfektion von tuberkulösem Auswurf und in welcher Stärke zur Desinfektion der Wäsche der Schwindsüchtigen benutzt?	**402.** In 6%iger bzw. 2%iger Lösung.
403. Bei welchen anderen Krankheiten wird das Rohchloramin noch zweckmäßig verwendet?	**403.** Bei Typhus, Paratyphus und Ruhr.
404. In welcher Stärke wird hierbei das Rohchloramin zur Desinfektion von Stuhlgang und Urin bzw. zur Desinfektion von Wäsche, Gebrauchsgegenständen, Möbelteilen, Fußböden u. dgl. benutzt?	**404.** In 2%iger bzw. 1%iger Lösung.
405. Zu welcher Art von Wäsche empfiehlt sich nicht die Anwendung des Rohchloramins?	**405.** Zur Desinfektion von bunter Wäsche.
406. Warum ist die Verwendung des Rohchloramins der des Chloramins in der Praxis vorzuziehen?	**406.** Weil es fast ebenso wirksam ist wie das reine Chloramin, dabei aber wesentlich billiger ist.
407. Worauf ist bei der Herstellung von Rohchloraminlösungen zu achten?	**407.** Es ist darauf zu achten, daß das Rohchloramin durch tüchtiges Umrühren oder Schütteln in dem Wasser möglichst gut gelöst wird (ein zurückbleibender, geringer Bodensatz schadet nicht).

---

[1]) Chloramin (Mianin) und Rohchloramin werden von der Firma Fahlberg-List A.-G., Magdeburg-Südost hergestellt.

Frage:

Antwort:

408. Was ist hinsichtlich der eventuellen Aufbewahrung und der Haltbarkeit der Rohchloraminlösungen zu beachten?

408. Die nicht sofort gebrauchten Lösungen sind verschlossen und im Dunkeln aufzubewahren. Sie sind nur bis zu 14 Tagen haltbar.

409. Wie lange betragen die Einwirkungszeiten im allgemeinen bei der Kalkmilch, Chlorkalkmilch, den Caporitlösungen und den 1- u. 2%igen Chloramin- und Rohchloraminlösungen?

409. Wenigstens 2 Stunden.

410. Wie lange betragen die Einwirkungszeiten der 6%igen bzw. 2%igen Chloramin- oder Rohchloraminlösung bei der Tuberkulose?

410. Bei tuberkulösem Auswurf wenigstens 4 und bei der beschmutzten Wäsche Tuberkulöser wenigstens 10 Stunden. (Die Einwirkungzeit kann bei letzterer ebenfalls auf 4 Stunden abgekürzt werden bei Verwendung einer 6%igen Lösung.)

f) Formaldehyd.

411. Was ist Formaldehyd?

411. Das Formaldehyd ist ein aus dem Holzgeist gewonnenes, stechend riechendes Gas. Es kann zu einer weißen, festen Masse verdichtet werden, die nur wenig riecht. Sie heißt Paraformaldehyd, auch kurz Paraform.

412. Wie wirkt das Formaldehydgas auf den menschlichen oder tierischen Körper?

412. Es wirkt reizend auf die Schleimhäute der Luftwege, der Nase und der Augen.

413. Wie wird das Formaldehyd meist angewendet?

413. Als Formalin und Lavagrol.

1. Formalin.

414. Was ist Formalin?

414. Das Formalin ist eine 35%ige wässerige Lösung des Formaldehyds, die ebenfalls stechend riecht und stark ätzt.

415. Was ist hinsichtlich der Aufbewahrung und Brauchbarkeit des Formalins zu beachten?

415. Das Formalin ist vor Licht geschützt aufzubewahren. Sobald eine stärkere, flockige Ausscheidung (Paraformaldehydbildung) eingetreten ist, ist es für Desinfektionen nicht mehr zu benutzen.

416. Wie wird das Formalin verwendet?

416. 1. In Dampfform bzw. als gasförmiges Formaldehyd;
2. in wässeriger Lösung, und zwar als 1—2%ige Formaldehydlösung.

417. Wozu dient die Verdampfung des Formalins?

417. Zur Desinfektion geschlossener Räume.

418. Was ist erforderlich, damit das verdampfte Formalin seine Wirkung gut ausübt?

418. Die gleichzeitige Erfüllung des zu desinfizierenden Raumes mit Wasserdampf.

Frage:	Antwort:
419. Was geschieht zu dem Zwecke mit dem Formalin?	**419.** Es wird in einem bestimmten Mengenverhältnis mit Wasser verdünnt.
420. Vermag das verdampfte Formalin bei dieser Raumdesinfektion auch die in der Tiefe der Gegenstände befindlichen Keime zu vernichten?	**420.** Nein. Es vernichtet dabei nur die Krankheitskeime, die an freiliegenden Flächen oberflächlich oder doch nur in geringer Tiefe haften.
421. Wie wird die 1%ige bzw. 2%ige Formaldehydlösung bereitet?	**421.** 30 bzw. 60 ccm Formalin werden mit Wasser zu 1 l aufgefüllt und gut durchgemischt.
422. Was kann mit der 1%igen Formaldehydlösung desinfiziert werden?	**422.** Gerätschaften, die das Auskochen nicht vertragen, wie Messer und Gabeln, Haar-, Nagel- und Kleiderbürsten, Spielsachen von Holz oder Metall, Pelzwerk, Sammet, Plüsch- und ähnliche Möbelüberzüge.
423. Was kann mit der 2%igen Formaldehydlösung als Ausweichmittel desinfiziert werden?	**423.** Stuhl, Urin, Blut, Schmutz-, Wasch- und Badewasser, auch beschmutzte Wäsche von Tuberkulösen, und zwar bei 4stündiger Einwirkungszeit.

2. Lavagrol[1]).

424. Was ist Lavagrol?	**424.** Lavagrol ist eine wässerige Lösung mit etwa 25% Formaldehydgehalt.
425. Wie wird daher eine 1%ige bzw. eine 2%ige Formaldehydlösung aus Lavagrol bereitet?	**425.** Es werden 40 bzw. 80 ccm Lavagrol auf 1 Liter Wasser verdünnt.

III. Ausführung der Desinfektion im besonderen.

A. Die laufende Desinfektion am Krankenbett.

Die vorstehend besprochenen Desinfektionsmittel finden ihre Anwendung bei den nachfolgenden Verfahren der laufenden Desinfektion am Krankenbett und bei der Schlußdesinfektion.

Die laufende Desinfektion findet während der ganzen Dauer der Krankheit statt; die Schlußdesinfektion, wenn der Kranke genesen, in ein Krankenhaus verbracht oder gestorben ist.

Die laufende Desinfektion am Krankenbett steht deshalb im Vordergrund des Interesses, weil in erster Linie der lebende Mensch, d. h. der ansteckende Kranke, der Dauerausscheider oder Keimträger die Hauptgefahrenquelle für die Weiterverbreitung der Krankheit darstellt, und weil während der ganzen Krankheitsdauer eine viel größere Menge von Krankheitskeimen ausgeschieden wird, als bei der erforderlichen Schlußdesinfektion noch vorhanden sind.

Die laufende Desinfektion hat den Zweck, den Krankenpflegepersonen ein möglichst gefahrloses Arbeiten zu ermöglichen und durch die von ihnen vorgenommenen Desinfektionsmaßnahmen eine Weiterverbreitung der Krankheit auf die nähere und weitere Umgebung des Kranken zu verhüten.

---

[1]) Lavagrol wird von der Chemischen Fabrik Grünau A.-G. in Berlin-Grünau hergestellt.

Eine zuverlässig durchgeführte laufende Desinfektion erleichtert wesentlich die Schlußdesinfektion. Sie hat die Aufgabe, am Ende der Krankheit, bei der Verlegung des Kranken oder seinem Tode die im Krankenzimmer noch verhandenen lebenden Krankheitskeime abzutöten und den betreffenden Raum wieder der allgemeinen Benutzung zugänglich zu machen.

Die Vorbedingung einer wirksamen laufenden Desinfektion am Krankenbett ist eine zuverlässige Absonderung des Kranken.

Da infolge der zahlreichen Kriegsfliegerschäden und des großen Flüchtlingszustromes eine katastrophale Wohnungsnot in Deutschland entstanden ist, wird nur in den seltensten Fällen eine hinreichende Absonderung des Kranken in der Wohnung möglich sein, vielmehr in den meisten Fällen eine Absonderung in einer Infektionsabteilung eines Krankenhauses erfolgen müssen.

Kann der Kranke ausnahmsweise in seiner Wohnung bleiben, so ist hier ein möglichst abgelegenes Zimmer als Krankenzimmer für ihn einzurichten. Alle überflüssigen Gegenstände sind aus dem Krankenzimmer zu entfernen, dafür alle diejenigen Gerätschaften und Gebrauchsgegenstände aufzustellen, welche für die laufende Desinfektion und zur Krankenpflege erforderlich sind, wie dies aus den Fragen Nr. 435 bis Nr. 438 hervorgeht.

Es ist selbstverständlich, daß, abgesehen von den zur Pflege des Kranken bestimmten Personen, Angehörigen und anderen Personen der Zutritt zu dem Kranken nur zur Erledigung wichtiger Angelegenheiten gestattet ist, und dann nur unter Beobachtung der erforderlichen Vorsichtsmaßregeln gegen eine Weiterverbreitung der Krankheit.

Zu beachten ist noch, daß das Bett möglichst in der Zimmermitte aufgestellt wird, damit man von allen Seiten leicht herankommen kann. Das Zimmer soll gut beleuchtet sein. Während der wärmeren Jahreszeit sind womöglich Fliegenfenster anzubringen; überhaupt ist die Fliegen- und Stechmückenbekämpfung nicht zu vergessen! Die Fliegenbekämpfung ist besonders bei denjenigen Krankheiten durchzuführen, deren Erreger mit dem Stuhl (Typhus und Ruhr) und mit dem Urin (Typhus) ausgeschieden werden. Bezüglich der Fliegenbekämpfung namentlich mit den DDT-Präparaten sei auf die Fragen Nr. 840 bis Nr. 846 verwiesen.

Nach Belegung des Krankenzimmers durch den Kranken hat der Grundsatz zu gelten: Kein Gegenstand darf undesinfiziert das Krankenzimmer verlassen!

Nach dem Verbleib der etwa vor dem Beginn der laufenden Desinfektion aus dem Krankenzimmer verbrachten Gegenstände, wie Leib- und Bettwäsche, Absonderungen des Kranken, Kleider, Bücher u. dgl., sind die nötigen Nachforschungen anzustellen, um noch deren nachträgliche Desinfektion vornehmen zu können.

Die Desinfektion am Krankenbett (laufende Desinfektion) hat sich zu erstrecken auf:

a) die Desinfektion der Ausscheidungen des Kranken;

b) die Desinfektion der mit dem Kranken oder seinen Ausscheidungen in Berührung gekommenen Gegenständen;

c) die Desinfektion von Krankenzimmern, Aborten, Abortgruben u. dgl.;

d) die Desinfektion am Kranken selbst;

e) die Desinfektion der mit dem Kranken in Berührung gekommenen Personen, insbesondere des Warte- und Pflegepersonals.

Wie aus dem Abschnitt A III hervorgeht, werden die einzelnen ansteckenden Krankheiten zwar von spezifisch verschiedenen, aber bezüglich ihrer Verbreitungsweise doch sich häufig gleich verhaltenden Krankheitserregern verursacht. Es lassen sich daher die verschiedenen ansteckenden Krankheiten hinsichtlich der Desinfektionsverfahren in einige Gruppen zusammenfassen, bei denen also in der gleichen Weise desinfiziert wird.

In dem nachfolgenden Frage- und Antwortspiel sind von den 6 gemeingefährlichen Krankheiten 4, und zwar Aussatz, Cholera, Pest und Pocken, in eine gemeinschaftliche Gruppe für die Durchführung der laufenden Desinfektion zusammengefaßt, weil bei diesen in ganz analoger Weise desinfiziert wird.

Ganz anders bei dem ebenfalls zu den „gemeingefährlichen“ Krankheiten zählenden Fleckfieber und dem zu den „übertragbaren“ Krankheiten zählenden Rückfallfieber. Bei diesen beiden eine Sondergruppe bildenden Krankheiten ist die Entlausung die Hauptsache. Da jedoch auch noch der Läusekot zu Infektionen Anlaß geben kann, ist neben der Entlausung dieser Kranken noch eine Desinfektion des Körpers, der Wäsche, Kleidung und der Wohnung derselben erforderlich.

Hat also die Entlausung und Desinfektion vor Beginn der Absonderung dieser Kranken zuverlässig stattgefunden, so erübrigen sich bei ihnen weitere Maßnahmen der Desinfektion, weil die Erreger mit den Ausscheidungen der Kranken nicht in die Außenwelt gelangen.

Einzelheiten über die Entlausung und gleichzeitige Desinfektion bei Fleckfieber (auch bei Rückfallfieber anzuwenden) finden sich unter Anlage F „Gang der Entlausung und Desinfektion von Räumen bei Fleckfieber und Rückfallfieber“.

Bei dem ebenfalls als „gemeingefährliche“ Krankheit geltenden Gelbfieber und bei der Malaria (übertragbare Krankheit) kommen Maßnahmen der Desinfektion im eigentlichen Sinne überhaupt nicht in Betracht, sondern nur solche der Entwesung, da die Bekämpfung dieser beiden Krankheiten — abgesehen von der spezifischen Behandlung derselben — auf die Vernichtung der Stechmücken und ihrer Brut hinausläuft. (Siehe S. 109 u. ff.)

Die übrigen hauptsächlichsten „übertragbaren“ Krankheiten sind für die laufende und Schlußdesinfektion in 5 Gruppen zusammengefaßt, innerhalb deren auf Grund von gemeinsamen Merkmalen sich übereinstimmende Desinfektionsmaßnahmen durchführen lassen. Auf diese Weise ist eine wesentliche Vereinfachung in die für die Desinfektoren und Krankenpflegepersonen wenig übersichtliche Materie gebracht worden.

Daß sich diese Einteilung bewährt hat, geht auch daraus hervor, daß Autoren, welche später ebenfalls Anleitungen über Desinfektionen herausgaben, meinem Vorgange gefolgt sind.

Diese für die laufende Desinfektion zusammengefaßten 5 Gruppen sind folgende:

a) Die Desinfektion bei Diphtherie, übertragbarer Genickstarre, Keuchhusten, Scharlach, übertragbarer Gehirnentzündung und übertragbarer Kinderlähmung;

b) die Desinfektion bei Typhus, Paratyphus, bakterieller Lebensmittelvergiftung, Ruhr und Weilscher Krankheit;

c) die Desinfektion bei Tuberkulose;

d) die Desinfektion bei Körnerkrankheit, Kindbettfieber und sonstigen Wundinfektionskrankheiten, Tripper (insbesondere Augentripper bei Neugeborenen);

e) die Desinfektion bei Milzbrand, Papageienkrankheit und Rotz.

Bezüglich der Durchführung der laufenden Desinfektion im einzelnen sei auf die ausführliche Schilderung in den Fragen Nr. 440 bis Nr. 674 verwiesen.

Nur hinsichtlich der laufenden Desinfektion bei Tuberkulose sei hier noch eine Bemerkung gemacht. Selbst nach etwa 4 Jahrzehnten nach der Entdeckung des Tuberkelbazillus durch Robert Koch stellte die zuverlässige Desinfektion des Auswurfs und der Wäsche Tuberkulöser noch ein Problem dar. Erst seit etwa 1 Jahrzehnt kann jedoch dieses wichtige Problem durch Uhlenhuth und seine Schule als gelöst betrachtet werden.

Als das beste, wenn auch etwas teuere Mittel ist hier das Parmetol zu empfehlen. Eine ebenso zuverlässige Wirkung auf tuberkulösen Auswurf und Wäsche läßt sich auch durch Chloramin und Rohchloramin erzielen. Bei diesen Präparaten ist nur die bleichende Wirkung auf bunte Wäsche etwas störend. Ein sehr gutes Mittel für die Desinfektion der Wäsche Tuberkulöser — nicht des Auswurfs — ist noch Sagrotan. Alle drei Mittel haben im Gegensatz zu dem ebenfalls geeigneten Alkalysol den Vorzug, daß sie den lästigen Kresolgeruch nicht besitzen.

Die genauen Angaben über die Konzentration der Lösungen und die Einwirkungszeiten ist aus den Fragen Nr. 520 bis Nr. 554 ersichtlich.

Da unter den Desinfektionsmaßnahmen die Händedesinfektion die wichtigste Maßnahme zur Verhütung der Übertragung von Infektionskrankheiten ist, sei hier etwas näher darauf eingegangen.

Bei der anatomischen Beschaffenheit der Haut läßt sich auch mit den besten Desinfektionsmethoden keine absolute Keimfreiheit der Hände erzielen. Diese ist auch zur Erreichung einer wirksamen Seuchenbekämpfung nicht unbedingt erforderlich.

Man kann eine hygienische und eine chirurgische Händedesinfektion unterscheiden. Bei der hygienischen, also der bei der Seuchenbekämpfung anzuwendenden Desinfektion, kommt es darauf an, die durch Berührung mit infektiösem Material (Stuhl, Auswurf, Blut usw.) an die Hände gelangten Krankheitskeime mittels einer Desinfektionslösung zu vernichten und darauf erst eine Seifenwaschung der Hände vorzunehmen. Der Chirurg jedoch, der eine Operation vorzunehmen hat, geht umgekehrt vor. Er nimmt zunächst eine gründliche, etwa 5 Minuten lange Waschung der Hände und Unterarme in fließendem, heißem Wasser mit Seife und Bürste vor und läßt erst dann die eigentliche Händedesinfektion folgen. Dem Chirurg, der im allgemeinen keine Seuchenkeime an die Hände bekommt, kommt es vor allem zunächst darauf an, durch die gründliche Seifenwaschung eine starke Keimverminderung an seinen Händen herbeizuführen, um alsdann durch nachfolgende Desinfektion eine möglichst weitgehende Entkeimung der Hände zu erreichen. Da sich aber durch chemische Desinfektionsmittel keine völlige Keimfreiheit erzielen läßt, tragen die Chirurgen bei Operationen mit heißem Wasserdampf sterilisierte Gummi- bzw. Zwirnhandschuhe.

Für die sog. hygienische Händedesinfektion können empfohlen werden: 5%ige Kresolseifenlösung, 3%ige Lysollösung, 5%ige Lösung von Liquor Cresoli „Grünau“ (diese haben alle den lästigen Kresolgeruch), ferner 0,5%ige Chloraminlösung oder Rohchloraminlösung, 2%ige Lösung von Sagrotan und Baktol, sowie 5%ige Parmetollösung (letztere bei Tuberkulose).

Die Einwirkungszeit soll im allgemeinen 5 Minuten dauern. Alsdann hat noch eine gründliche Waschung der Hände mit Wasser und Seife und wenn möglich unter fließendem Wasser zu erfolgen. Für Personen mit alkaliempfindlicher Haut eignen sich für die Händedesinfektion meist besser saure oder neutrale Präparate, so z. B. das Rhodanpräparat Rhodocrema[1]), das unverdünnt in die Haut eingerieben wird.

Da die Erfahrungen der Praxis gelehrt haben, daß durch einfache Seifenwaschungen der Hände und die dadurch erzielten Keimverminderungen in den meisten Fällen Neuinfektionen verhüten werden, kann nicht nachdrücklich genug auf die Wichtigkeit der Seifenwaschungen der Hände hingewiesen werden. Namhafte Hygieniker haben

---

[1]) Rhodocrema wird von der Firma Weidnerit KG., Berlin SW 68, Alexandrinenstraße 26, hergestellt.

sich daher mit Recht dahin geäußert, daß durch die einfache Händewaschung und die Benutzung von Klosettpapier mehr Infektionen verhütet worden sind, als durch den Gebrauch sämtlicher Desinfektionsmittel, deren Anwendung natürlich nach wie vor notwendig und daher von den Behörden auch vorgeschrieben ist.

Frage:	Antwort:
426. Welche Vorbedingung ist für die Durchführung einer wirksamen laufenden Desinfektion unerläßlich?	**426.** Eine zuverlässige Absonderung des Kranken.
427. Wie hat die Absonderung des Kranken zu erfolgen?	**427.** Die Absonderung hat „derart zu erfolgen, daß der Kranke mit anderen als den zu seiner Pflege bestimmten Personen, dem Arzt oder dem Seelsorger, nicht in Berührung kommt und eine Verbreitung der Krankheit tunlichst ausgeschlossen ist. Angehörigen und Urkundspersonen ist, insoweit es zur Erledigung wichtiger und dringender Angelegenheiten geboten ist, der Zutritt zu dem Kranken unter Beobachtung der erforderlichen Maßregeln gegen eine Weiterverbreitung der Krankheit gestattet".
428. Wo ist die Absonderung am leichtesten durchführbar?	**428.** In der Isolierbaracke oder in einem geeignet gelegenen Zimmer eines Krankenhauses.
429. Was ist zur Absonderung des Kranken in seiner Wohnung erforderlich?	**429.** Ein Zimmer mit besonderem Eingang, das von den übrigen bewohnten Räumen möglichst getrennt ist, am besten durch einen Vorraum.
430. Was hat mit dem Isolierzimmer vor der Überführung des Kranken noch zu geschehen?	**430.** Es sind alle überflüssigen Gegenstände, wie Vorräte an Nahrungsmitteln, gefüllte Wäsche- und Kleiderschränke, Polstermöbel, Teppiche u. dgl., aus dem Isolierzimmer zu entfernen.
431. Worauf ist bei der Absonderung des Kranken hinsichtlich seiner Bewegungsfreiheit strenge zu achten?	**431.** Daß der Kranke während der Dauer der Absonderung das Zimmer nicht verläßt, den gemeinsamen Abort nicht benutzt und auch nach Möglichkeit nicht mit anderen als den zu seiner Pflege bestimmten Personen in Berührung kommt.
432. Welchen Zweck verfolgt die laufende Desinfektion am Krankenbett?	**432.** Die Desinfektion der während der ganzen Dauer der Krankheit ausgestreuten Krankheitskeime.
433. Weshalb hat die Desinfektion am Krankenbett eine noch größere Bedeutung als die Schlußdesinfektion?	**433.** Weil während der Krankheitsdauer eine ungleich größere Menge von Krankheitskeimen ausgeschieden wird, als bei der erforderlich werdenden Schlußdesinfektion noch vorhanden ist.
434. Welche Personen werden in erster Linie durch die laufende Desinfektion geschützt?	**434.** Die Pflegeperson, die Angehörigen, die Hausgenossen und etwaige Besucher des Kranken.
435. Was hat der Desinfektor oder Pfleger vor dem Betreten des Krankenzimmers zu tun?	**435.** Er hat ein waschbares, wenn möglich weißes Überkleid (Mantel, große Schürze) anzulegen.

Frage:	**Antwort:**
436. Welche Aufgabe hat der Desinfektor im Krankenzimmer zu erfüllen, falls er mit der Überwachung der laufenden Desinfektion beauftragt worden ist?	**436.** Er hat dem Pfleger, vorausgesetzt, daß derselbe nicht besonders ausgebildet ist, die Herstellung und Anwendung der Desinfektionsmittel vorzuführen und sich die Herstellung und Benutzung der Desinfektionsmittel von dem Pfleger so lange wiederholen zu lassen, bis sie tatsächlich richtig ausgeführt wird.

437. Welche Gerätschaften sind in jedem Falle zum Zwecke der laufenden Desinfektion im Krankenzimmer aufzustellen?

437. 1. Ein geräumiges Gefäß zum Einlegen beschmutzter Bett- und Leibwäsche, waschbarer Kleidungsstücke u. dgl.;
2. ein elektrischer od. Gas-, Petroleum- od. Spirituskocher zum Auskochen von Eß- und Trinkgeschirr und die dazu nötigen Töpfe und Tücher;
3. ein Schrubber mit Scheuertuch und ein Eimer zur Reinigung des Krankenzimmers;
4. eine Schüssel mit einer desinfizierenden Lösung zur Händedesinfektion und eine Schüssel nebst Handbürste, Seife und Handtuch zum Reinigen der Hände;
5. die zur eigentlichen Krankenpflege notwendigen Gerätschaften, wie Stechbecken, Speigläser, Wattebäusche oder Mulläppchen zur Aufnahme von Ausscheidungen des Kranken;
6. die erforderlichen Desinfektionsmittel in ausreichender Menge, Meßgefäße, um sie abmessen zu können, und wenigstens zwei waschbare Überkleider.

438. Was ist noch bereit zu halten, wenn es sich um Unterleisbtyphus, Ruhr und Cholera handelt?

438. Ein größeres Gefäß mit Kalkmilch.

439. Worauf hat sich die laufende Desinfektion zu erstrecken?

439. a) Auf die Ausscheidungen des Kranken;
b) auf die mit dem Kranken oder seinen Ausscheidungen in Berührung gekommenen Gegenstände;
c) auf das Krankenzimmer, den Abort u. dgl.;
d) auf den Kranken selbst;
e) auf das Warte- und Pflegepersonal.

1. Die Desinfektion am Krankenbett (laufende Desinfektion) bei den gemeingefährlichen Krankheiten Aussatz, Cholera, Pest und Pocken[1].

a) Die Desinfektion der Ausscheidungen des Kranken.

440. Wie werden Auswurf, Rachenschleim und Gurgelwasser desinfiziert?

440. Durch Auffangen in Gefäßen, die bis zur Hälfte mit 5%iger Kresolseifenlösung[2] oder 2%iger Sagrotanlösung[3] gefüllt sind.

---

[1] Gegebenenfalls auch für einzelne Gegenstände bei den übertragbaren Krankheiten (s. S. 68—77) anwendbar.

[2] An Stelle der 5%igen Kresolseifenlösung können auch eine 3—5%ige Lysollösung oder eine 5%ige Lösung von Liquor Cresoli „Grünau" angewendet werden. Der Kürze halber sind die letzteren zwei Lösungen im nachfolgenden nicht mehr aufgeführt.

[3] An Stelle der 2%igen Sagrotanlösung können auch eine 2%ige Lavasteril- oder eine 2%ige Pangrollösung verwendet werden. Der Kürze halber sind die letzteren zwei Lösungen im nachfolgenden nicht mehr aufgeführt.

Frage:	**Antwort:**
441. Wie können Auswurf, Nasen-, Rachenschleim noch unter Anwendung der Hitze desinfiziert werden?	**441.** Durch wenigstens eine Viertelstunde langes Auskochen der Auffanggefäße, die bis zur Hälfte mit 2%iger Sodalösung gefüllt sind.
442. Wie werden Stuhlgang, Harn und Erbrochenes in Nachtgeschirren, Stechbecken und dgl. desinfiziert?	**442.** Diese Absonderungen werden sofort mit der gleichen Menge von Kalkmilch oder 5%iger Kresolseifenlösung oder 2%iger Sagrotanlösung übergossen.
443. Was geschieht mit Blut, blutigen, eitrigen und wässerigen Wund- und Geschwürsausscheidungen, Nasenschleim sowie mit der bei Sterbenden aus Mund und Nase hervorquellenden schaumigen Flüssigkeit?	**443.** Diese Ausscheidungen sind in Wattebäuschen, Leinen- oder Mulläppchen oder dgl. aufzufangen, die sofort zu verbrennen sind. Wenn dies nicht angängig ist, legt man sie in Gefäße mit 5%iger Kresolseifenlösung oder 2%iger Sagrotanlösung.
444. Wie werden Hautabgänge (Schorfe, Schuppen u. dgl.) desinfiziert?	**444.** Hautabgänge werden sofort verbrannt oder, wenn dies nicht angängig ist, in Gefäße gelegt, die mit 5%iger Kresolseifenlösung oder 2%iger Sagrotanlösung gefüllt sind.

b) Die Desinfektion der mit dem Kranken oder seinen Ausscheidungen in Berührung gekommenen Gegenstände.

Frage:	**Antwort:**
445. Wie werden Verbandgegenstände u. dgl. desinfiziert?	**445.** Sie werden sofort verbrannt oder, wenn dies nicht angängig ist, in Gefäße gelegt, welche mit 5%iger Kresolseifenlösung oder 2%iger Sagrotanlösung gefüllt sind.
446. Worauf ist in letzterem Falle zu achten?	**446.** Daß die Verbandgegenstände u. dgl. von der desinfizierenden Flüssigkeit vollständig bedeckt sind.
447. Wie werden Schmutz- und Waschwässer desinfiziert?	**447.** Mit Chlorkalkmilch oder Kalkmilch.
448. Wieviel Chlorkalkmilch ist den Schmutzwässern hinzuzusetzen?	**448.** So viel, daß die Flüssigkeit stark nach Chlor riecht, jedoch mindestens 2 l auf 1000 l Schmutzwasser, 200 ccm auf 100 l Schmutzwasser, 20 ccm auf 10 l Schmutzwasser usw. (also $2\,^0/_{00}$).
449. Wieviel Kalkmilch ist den Schmutzwässern hinzuzusetzen?	**449.** So viel, daß eingetauchtes rotes Lackmuspapier deutlich und dauernd blau gefärbt wird (ungefähr 5 l Kalkmilch auf 100 l Schmutzwasser). Das rote Lackmuspapier wird aus der Apotheke bezogen.
450. Wie werden Badewässer desinfiziert?	**450.** Mit einer durch Absetzen oder Abseihen geklärten Chlorkalkmilch.
451. Weshalb ist eine vorher geklärte Chlorkalkmilch zu verwenden?	**451.** Um eine Beschädigung bzw. Verstopfung von Ventilen und Ableitungsrohren zu vermeiden.

Frage:	**Antwort:**
452. Wie lange müssen die desinfizierten Gemische bzw. die Desinfektionsflüssigkeiten mit Inhalt stehen bleiben, bevor sie als unschädlich beseitigt werden dürfen?	**452.** Wenigstens 2 Stunden.
453. Was hat mit Waschbecken, Spülgefäßen, Nachtgeschirren, Stechbecken, Badewannen u. dgl. nach Desinfektion und Ausgießen des Inhaltes noch zu geschehen?	**453.** Sie sind noch mit 5%iger Kresolseifenlösung oder 2%iger Sagrotanlösung auszuscheuern und mit Wasser gründlich auszuspülen.
454. Wie werden Eß- und Trinkgeschirre, Tee- und Eßlöffel desinfiziert?	**454.** Sie werden eine Viertelstunde lang in 2%iger Sodalösung ausgekocht und dann gründlich gespült.
455. Wie werden Messer und Gabeln und sonstige Geräte, welche das Auskochen nicht vertragen, desinfiziert?	**455.** Sie werden 2 Stunden lang in 1%ige Formaldehydlösung (s. Nr. 421) gelegt und dann gründlich trockengerieben.
456. Wie werden Bett- und Leibwäsche, zur Reinigung des Kranken benutzte Tücher, waschbare Kleidungsstücke u. dgl. desinfiziert?	**456.** Sie sind auszukochen oder in Gefäße mit 5%iger Kresolseifenlösung oder 2%iger Sagrotanlösung so hineinzulegen, daß sie von der Flüssigkeit vollständig bedeckt sind.
457. Wann dürfen diese Gegenstände frühestens weiter gereinigt werden?	**457.** Frühestens nach 2 Stunden.
458. Wie werden Haar-, Nagel- und Kleiderbürsten desinfiziert?	**458.** Sie werden 2 Stunden lang in 1%ige Formaldehydlösung gelegt, alsdann ausgewaschen und getrocknet.
459. Wie werden Krankenwagen, Krankentragen, Räderfahrbahren u. dgl. desinfiziert?	**459.** Es werden die Decken, die Innen- und Außenwände, Türen, Fenster, die hölzernen Sitze und das Lederzeug usw. sorgfältig und wiederholt mit Lappen abgerieben, die mit 5%iger Kresolseifenlösung oder 2%iger Sagrotanlösung befeuchtet sind. Waschbare Tücher und Kissenbezüge sind durch Auskochen oder im Dampf zu desinfizieren.
460. Wie werden Kissen, Polster, soweit sie nicht mit Leder überzogen sind, Teppiche, Decken usw., der Krankenwagen und dgl. desinfiziert?	**460.** Sie werden mit 5%iger Kresolseifenlösung oder 2%iger Sagrotanlösung oder 1%iger Formaldehydlösung durchfeuchtet, feucht gebürstet und mehrere Tage hintereinander gelüftet, soweit nicht eine Desinfektion im Dampfapparate möglich ist.
461. Was ist bei den Krankenwagen u. dgl. zuletzt noch zu desinfizieren?	**461.** Der Wagenboden samt den Trittbrettern.

Frage:	Antwort:
462. Wie hat dies zu geschehen?	**462.** Sie werden mit Lappen und Schrubber, die reichlich mit 5%iger Kresolseifenlösung oder 2%iger Sagrotanlösung getränkt sind, ausgescheuert.
463. Wie werden andere Personenfahrzeuge (Droschken, Straßenbahnwagen, Boote usw.) desinfiziert?	**463.** In ganz entsprechender Weise wie Krankenwagen u. dgl. (s. die Fragen Nr. 459 bis Nr. 462).

c) Die Desinfektion von Krankenzimmern, Aborten, Abortgruben u. dgl.

Frage:	Antwort:
464. Was hat täglich im Krankenzimmer zu geschehen?	**464.** Der Fußboden ist täglich mindestens einmal feucht aufzuwischen, geeignetenfalls mit 5%iger Kresolseifenlösung oder 2%iger Sagrotanlösung.
465. Wie sind der Fußboden des Krankenzimmers, die Bettstelle, der Nachttisch oder die Wand in der Nähe des Bettes zu desinfizieren, wenn sie mit Ausscheidungen des Kranken beschmutzt worden sind?	**465.** Die betreffenden Stellen sind sofort mit 5%iger Kresolseifenlösung oder 2%iger Sagrotanlösung gründlich abzuwaschen.
466. Was hat mit Kehricht zu geschehen?	**466.** Kehricht ist zu verbrennen, oder wenn dies ausnahmsweise nicht möglich ist, ist er reichlich mit 5%iger Kresolseifenlösung oder 2%iger Sagrotanlösung zu durchtränken und erst nach 2stündigem Stehen zu beseitigen.
467. Was hat mit Gegenständen von geringem Werte (Strohsäkken mit Inhalt, abgetragenen Kleidungsstücken, Lumpen u. dgl.) zu geschehen?	**467.** Sie sind zu verbrennen.
468. Wie ist ein Abort zu desinfizieren?	**468.** Die Tür, besonders die Klinke, die Innenwände bis zu 2 m Höhe, der Deckel, das Sitzbrett und der Fußboden sind mit Lappen, die mit 5%iger Kresolseifenlösung oder 2%iger Sagrotanlösung getränkt sind, gründlich abzuwaschen oder abzuscheuern; in die Sitzöffnung sind mindestens 2 Liter 5%ige Kresolseifenlösung oder 2%ige Sagrotanlösung oder Kalkmilch zu gießen.
469. Wie wird eine Abortgrube desinfiziert?	**469.** Der Inhalt der Grube wird mit einer möglichst großen Menge Kalkmilch, womöglich 1 Teil Kalkmilch auf 4 Teile Grubeninhalt, übergossen.
470. Was ist bezüglich des Entleerens der Grube zu beachten?	**470.** Das Entleeren der Grube soll möglichst erst einige Wochen nach dem Zusatz der Kalkmilch erfolgen.
471. Wie wird der Inhalt von Tonnen, Kübeln u. dgl. desinfiziert?	**471.** Der Inhalt von Tonnen, Kübeln u. dgl. ist womöglich mit etwa der gleichen Menge Kalkmilch zu versetzen.

Frage:	**Antwort:**
472. Wann darf frühestens eine Entleerung des mit Kalkmilch versetzten Inhalts der Abtrittstonnen, Kübel u. dgl. erfolgen?	**472.** Frühestens nach 24 Stunden.
473. Wie ist ein Pissoir zu desinfizieren?	**473.** In entsprechender Weise wie ein Abort mit verdünntem Kresolwasser, auch mit Kalkmilch, falls nicht Rohrverstopfung zu befürchten ist; sonst mit abgeseihter Chlorkalkmilch.
474. Wie werden Düngerstätten, Rinnsteine, Kanäle, infizierte Stellen auf Höfen, Straßen und Plätzen desinfiziert?	**474.** Sie werden mit reichlichen Mengen von Chlorkalkmilch oder Kalkmilch übergossen.
475. Was hat mit den bei der Desinfektion verwendeten Lappen und Wischtüchern zu geschehen?	**475.** Sie sind entweder zu verbrennen oder, wenn dies nicht angängig, 2 Stunden lang in 5%ige Kresolseifenlösung oder 2%ige Sagrotanlösung zu legen.

d) Die Desinfektion am Kranken selbst[1]).

476. Wie werden die mit Abgängen beschmutzten Körperteile des Kranken desinfiziert?	**476.** Sie werden mit 5%iger Kresolseifenlösung, 2%iger Sagrotanlösung oder 0,5%iger Chloraminlösung abgewaschen.
477. Was sollen genesene Personen vor dem Wiedereintritt in den freien Verkehr tun?	**477.** Sie sollen vor dem Verlassen des Krankenzimmers ihren Körper samt den Haaren mit warmem Wasser und Seife gründlich reinigen oder womöglich ein Vollbad nehmen.

e) Die Desinfektion der mit den Kranken in Berührung gekommenen Personen, insbesondere des Warte- und Pflegepersonals[1]).

478. Was sollen die mit der Wartung der Kranken beschäftigten Personen tun, schon bevor sie den Kranken, seine Wäsche, das Speigefäß, das Stechbecken oder andere Gegenstände, die mit Absonderungen oder Stuhlentleerungen des Kranken verunreinigt sein können, berühren?	**478.** Sie sollen ihre Hände in 5%iger Kresolseifenlösung oder 2%iger Sagrotanlösung waschen.
479. Wie desinfiziert der Desinfektor oder Pfleger seine Hände und sonstigen Körperteile, wenn sie mit dem Kranken oder dessen Ausscheidungen in Berührung gekommen sind? (Jede unnötige Berührung ist zu vermeiden!)	**479.** Er bearbeitet sie gründlich mit 5%iger Kresolseifenlösung, 2%iger Sagrotanlösung oder 0,5%iger Chloraminlösung unter Benutzung von Nagelreiniger und Bürste 5 Minuten lang und wäscht sie alsdann mit warmem Wasser und Seife ab.
480. Worauf hat der Desinfektor oder Pfleger bei der Desinfektion seines Gesichts mit der Desinfektionsflüssigkeit zu achten?	**480.** Daß sie nicht in den Mund oder in die Augen kommt.

---

[1]) Gilt in gleicher Weise bei den übertragbaren Krankheiten (s. S. 68 bis 77).

Frage:	Antwort:
481. Worauf muß der Desinfektor oder Pfleger achten, wenn andere Personen aus dringenden Gründen den Kranken besuchen?	**481.** Daß sie Berührungen des Kranken vermeiden und vor dem Verlassen des Krankenzimmers sich in gehöriger Weise desinfizieren.
482. Was hat der Desinfektor oder Pfleger vor dem Verlassen des Krankenzimmers noch zu tun?	**482.** 1. Er wäscht seine Schuhe mit der Desinfektionsflüssigkeit ab; 2. er legt das Überkleid ab und hängt es in der Nähe der Türe auf; 3. er desinfiziert seine Hände und Unterarme.
483. In welchem Falle darf der Desinfektor das Überkleid in einem mit 5%iger Kresolseifenlösung od. 2%iger Sagrotanlösung getränkten Beutel mitnehmen?	**483.** Falls er noch weitere Desinfektionen bei der gleichen Krankheit auf demselben Rundgange vorzunehmen bzw. zu überwachen hat.
484. Wie ist das Überkleid nach Beschmutzung bzw. nach beendeter Benutzung zu desinfizieren?	**484.** Durch Einlegen in 5%ige Kresolseifenlösung oder 2%ige Sagrotanlösung bzw. durch Dampf in der Desinfektionsanstalt.
485. Wieviel Überkleider muß deshalb ein Desinfektor besitzen?	**485.** Mindestens zwei.

2. Die Desinfektion am Krankenbett (laufende Desinfektion) bei den hauptsächlichsten übertragbaren Krankheiten.

486. Warum ist die Ausführung der laufenden Desinfektion bei den einzelnen Krankheiten bzw. Krankheitsgruppen verschieden?	**486.** Weil sie sich den Eigenschaften der Krankheitserreger und der Eigenart der Verbreitung der einzelnen Krankheiten anzupassen hat.

a) Die Desinfektion am Krankenbett (laufende Desinfektion) bei Diphtherie, übertragbarer Genickstarre, Keuchhusten, Scharlach, übertragbarer Gehirnentzündung[1]) und übertragbarer Kinderlähmung[1]). (Auch bei Masern und Grippe anwendbar.)

487. Wie werden Auswurf, Erbrochenes und Gurgelwasser desinfiziert?	**487.** Durch Auffangen in Gefäßen, die bis zur Hälfte mit 5%iger Kresolseifenlösung[2]) oder 2%iger Sagrotanlösung[3]) gefüllt sind.
488. Wie lange müssen die Gefäße stehen bleiben, bis sie entleert werden dürfen?	**488.** Wenigstens 2 Stunden.
489. Wohin sind die Gefäße zu entleeren?	**489.** In den Ausguß des Krankenzimmers oder in den Abort.
490. Was hat mit den Gefäßen selbst nach Desinfektion und Ausgießen des Inhalts noch zu geschehen?	**490.** Sie sind selbst, besonders aber die Ränder, mit 5%iger Kresolseifenlösung oder 2%iger Sagrotanlösung aus- bzw. abzuspülen.

---

[1]) Hierbei ist noch die Desinfektion der Stuhlentleerungen und des Urins vorgeschrieben s. Frage 493, 496 bis 498).

[2]) An Stelle der 5%igen Kresolseifenlösung können auch eine 5%ige Lysollösung oder eine 5%ige Lösung von Liquor Cresoli „Grünau" angewendet werden. Der Kürze halber sind die letzteren zwei Lösungen im Nachfolgenden nicht mehr aufgeführt.

[3]) An Stelle der 2%igen Sagrotanlösung können auch eine 2%ige Pangrol- oder eine 2%ige Lavasterillösung verwendet werden. Der Kürze halber sind die letzteren zwei Lösungen im Nachfolgenden nicht mehr aufgeführt.

Frage:	**Antwort:**
491. Wie werden Verbandstükke, mit den Absonderungen des Kranken verunreinigte Watte u. dgl. desinfiziert?	**491.** Sie sind vor der Beseitigung mindestens 2 Stunden lang in 5%ige Kresolseifenlösung oder 2%ige Sagrotanlösung zu legen.
492. Wie werden die von dem Kranken benutzten Taschentücher und Handtücher, seine Leib- und Bettwäsche sowie waschbare, von den Kranken und Krankenpflegern benutzte Kleidungsstücke desinfiziert?	**492.** Sie werden 2 Stunden lang in Gefäße mit 5%iger Kresolseifenlösung oder 2%iger Sagrotanlösung gelegt, so zwar, daß sie vollständig von der Flüssigkeit bedeckt sind. (Weiße und bunte Wäsche sind möglichst in verschiedene Gefäße einzulegen.)
493. Was ist hinsichtlich des Eß- und Trinkgeschirrs des Kranken zu beachten?	**493.** Der Kranke soll ein besonderes Eß- und Trinkgeschirr haben, das im Krankenzimmer verbleiben und hier mit heißer 2%iger Sodalösung gereinigt werden muß.
494. Wie und wann werden der Fußboden des Krankenzimmers, die Bettstelle und die Umgebung des Bettes (der Nachttisch und die Wand in der Nähe des Bettes) desinfiziert?	**494.** Sie werden häufig mit 5%iger Kresolseifenlösung oder 2%iger Sagrotanlösung aufgewischt und insbesondere sind die beschmutzten Stellen sofort nach ihrer Beschmutzung mit einer dieser Lösungen gründlich abzuwaschen.
495. Wie werden Bettvorleger u. dgl. Gegenstände, Betten oder Decken, Matratze oder Strohsack desinfiziert, sofern sie mit Absonderungen des Kranken beschmutzt worden sind?	**495.** Die betreffenden Stellen dieser Gegenstände sind sofort nach der Beschmutzung mit 5%iger Kresolseifenlösung oder 2%iger Sagrotanlösung gründlich abzuwaschen.
496. Wie werden die von dem Kranken benutzten Waschbekken und Badewannen desinfiziert?	**496.** Sie werden mit 5%iger Kresolseifenlösung oder 2%iger Sagrotanlösung gründlich ausgescheuert und mit Wasser gründlich nachgespült.
497. Wie werden die Zahn- und Nagelbürsten desinfiziert?	**497.** Sie sind 2 Stunden lang in 2%ige Sagrotan- oder 1%ige Formaldehydlösung zu legen und dann gründlich mit Wasser nachzuspülen.
498. Was ist hinsichtlich des Zeitpunktes zu beachten, zu dem die Desinfektion der genannten Gegenstände zu erfolgen hat?	**498.** Der Auswurf und alle sonstigen Absonderungen aus Mund und Nase sind sogleich nach der Entleerung, die Wäsche beim Wäschewechsel, die anderen Gegenstände möglichst sofort, nachdem sie verunreinigt sind, zu desinfizieren.

b) Die Desinfektion am Krankenbett (laufende Desinfektion) bei Typhus, Paratyphus, bakterieller Lebensmittelvergiftung, Ruhr und Weilscher Krankheit.

499. Wie werden Stuhlentleerungen und Harn desinfiziert?	**499.** Sie werden in einem Stechbecken oder einem sonst geeigneten Gefäß aufgefangen und mit der gleichen Menge Kalkmilch oder 2%iger Rohchloraminlösung übergossen und verrührt.
500. Ist auch bei Ruhr eine Desinfektion des Harns ohne gleichzeitige Desinfektion der Stuhlentleerung nötig?	**500.** Nein.

Frage:

Antwort:

501. Warum nicht?

501. Weil (im Gegensatz zum Typhus) bei der Ruhr keine Ruhrbazillen mit dem Harn ausgeschieden werden.

502. Wie lange müssen die Gefäße mit den Gemischen stehen bleiben, bis sie in den Abort entleert werden dürfen?

502. Mindestens 2 Stunden. (Bei der Ruhr darf dies nötigenfalls früher geschehen.)

503. Was hat mit den benutzten Geschirren noch zu geschehen?

503. Die benutzten Geschirre, insbesondere auch deren Ränder, sind mit 5%iger Kresolseifenlösung, 2%iger Sagrotanlösung oder 2%iger Rohchloraminlösung auszuscheuern.

504. Wie ist zu verfahren, wenn infolge heftigen Stuhldranges (namentlich bei ruhrkranken Kindern) eine Entleerung des Stuhles auf den Fußboden des Zimmers oder des Flures oder außerhalb des Hauses im Hof oder Garten erfolgt ist?

504. Solche Stellen sind sogleich reichlich mit Kalkmilch oder 2%iger Rohchloraminlösung zu übergießen.

505. Wie werden Bett- und Leibwäsche, zur Reinigung infizierter Gegenstände oder des Kranken benutzte Tücher, Bürsten u. dgl. sowie waschbare, von den Kranken und Krankenpflegern benutzte Kleidungsstücke desinfiziert?

505. Sie werden mindestens 2 Stunden lang in Gefäße mit 5%iger Kresolseifenlösung oder 2%iger Sagrotanlösung gelegt, so zwar, daß sie vollständig von der Flüssigkeit bedeckt sind. (Weiße und bunte Wäsche sind möglichst in verschiedene Gefäße einzulegen.)

506. Worin kann weiße Wäsche ebenfalls desinfiziert werden?

506. In 1%iger Rohchloraminlösung.

507. Wie sind nicht waschbare Kleidungsstücke zu desinfizieren?

507. Sie sind an den beschmutzten Stellen mit 5%iger Kresolseifenlösung oder 2%iger Sagrotanlösung gründlich abzureiben.

508. Wie ist mit Wäsche, die einer Desinfektionsanstalt übergeben werden soll, zu verfahren?

508. Sie ist ohne vorherige Desinfektion in Beutel, die mit 5%iger Kresolseifenlösung oder 2%iger Sagrotanlösung getränkt sind, zu legen, und diese sind zur Weiterbeförderung in trockene Säcke oder dergleichen zu stecken.

509. Wie und wann werden der Fußboden des Krankenzimmers, die Bettstelle und die Umgebung des Bettes (der Nachttisch und die Wand in der Nähe des Bettes) desinfiziert?

509. Sie werden möglichst täglich mit 5%iger Kresolseifenlösung oder 2%iger Sagrotanlösung aufgewischt und insbesondere sind die beschmutzten Stellen sofort nach ihrer Beschmutzung mit 5%iger Kresolseifenlösung oder 2%iger Sagrotanlösung oder 1%iger Rohchloraminlösung gründlich abzuwaschen.

510. Wie werden Bettvorleger u. dgl. Gegenstände, Betten oder Decken, Matratze oder Strohsack desinfiziert, sofern sie mit Absonderungen des Kranken beschmutzt worden sind?

510. Die betreffenden Stellen dieser Gegenstände sind sofort nach der Beschmutzung mit 5%iger Kresolseifenlösung oder 2%iger Sagrotanlösung gründlich abzuwaschen.

Frage:	Antwort:
511. Wie sind Aborte zu desinfizieren?	**511.** Nach jeder Benutzung durch den Kranken sind Sitzbrett und Deckel und, soweit sie verunreinigt sind, Wand und Fußboden mittels Lappen, die mit 5%iger Kresolseifenlösung oder 2%iger Sagrotanlösung oder 1%iger Rohchloraminlösung getränkt sind, gründlich abzuwaschen. Griffe an der Wasserspülung und Türklinken, die von dem Kranken berührt sind, sind in derselben Weise zu desinfizieren.
512. Wie sind Abortkübel, Tonnen und Eimer während der Dauer der Krankheit zu desinfizieren?	**512.** Sie sind täglich mit Kalkmilch zu versetzen und nach der Entleerung auch außen mit Kalkmilch zu bestreichen.
513. Was ist hinsichtlich der Entleerung der Abortgruben zu beachten?	**513.** Sie sollen während der Dauer der Erkrankung möglichst nicht entleert werden.
514. Wie ist mit Eß- und Trinkgeschirr zu verfahren?	**514.** Der Kranke soll sein besonderes Eß- und Trinkgeschirr haben, das im Krankenzimmer verbleiben und hier mit heißer 2%iger Sodalösung gereinigt werden muß. Bevor es durch andere benutzt wird, ist es 15 Minuten lang in Wasser oder in 2%iger Sodalösung auszukochen, falls das Geschirr das Auskochen verträgt.
515. Wie sind Messer, Gabeln und sonstige Geräte, die das Auskochen nicht vertragen, zu desinfizieren?	**515.** Sie sind 2 Stunden lang in eine 2%ige Sagrotanlösung oder eine 1%ige Formaldehydlösung zu legen und dann mit Wasser gründlich nachzuspülen und trocken zu reiben.
516. Auf welche Weise wird Badewasser, das nicht in die Kanalisation ablaufen kann, desinfiziert?	**516.** Badewasser, das nicht in die Kanalisation ablaufen kann, muß vor der Beseitigung einen Zusatz von wenigstens so viel Chlorkalkmilch erhalten, daß eine $2^0/_{00}$ige Chlorkalkmilchlösung oder von so viel Rohchloramin, daß eine $0{,}5^0/_{00}$ige Rohchloraminlösung entsteht.
517. Wie sind die von den Kranken benutzten Waschbecken und Badewannen zu desinfizieren?	**517.** Sie sind mit 5%iger Kresolseifenlösung, 2%iger Sagrotan- oder 1%iger Rohchloraminlösung auszuscheuern und mit Wasser gründlich nachzuspülen.
518. Wie werden Zahn- und Nagelbürsten desinfiziert?	**518.** Sie werden 2 Stunden lang in eine 2%ige Sagrotan- oder in eine 1%ige Formaldehydlösung gelegt und dann gründlich mit Wasser nachgespült.
519. Was ist hinsichtlich des Zeitpunktes zu beachten, zu dem die Desinfektion der genannten Gegenstände zu erfolgen hat?	**519.** Der Stuhlgang und Harn sind sogleich nach der Entleerung, die Wäsche beim Wäschewechsel, die anderen Gegenstände möglichst sofort, nachdem sie verunreinigt sind, zu desinfizieren.

c) Die Desinfektion am Krankenbett (laufende Desinfektion) bei Tuberkulose.

Frage:	Antwort:
520. Worin muß stets der Auswurf aufgefangen werden?	**520.** In Spucknäpfen, Speigläsern bzw. Speibechern oder Spuckfläschchen.
521. Wie sollen die Spucknäpfe konstruiert und aufgestellt sein?	**521.** Sie sollen so konstruiert und aufgestellt sein, daß Berührungen des Auswurfs und Herausgelangen von Auswurfteilchen ausgeschlossen sind. Zweckmäßig haben sie einen hohen Rand und eine weite Öffnung. Am besten werden sie in Höhe von 1 m über dem Fußboden an der Wand befestigt.
522. Was kann als Füllung der Spucknäpfe dienen?	**522.** Feine Holzwolle, Sägespäne, Torfmull, Kaffeesatz oder dergleichen mit einem Zusatz von Karbolwasser oder Kresolwasser zwecks Fernhaltung der Haustiere und Fliegen.
523. Welcher Art Spucknäpfe werden zweckmäßig zur Füllung mit diesem Material benutzt?	**523.** Verbrennbare Karton-Spucknäpfe.
524. Wo werden diese Spucknäpfe aus Kartonpapier mitsamt ihrem Inhalt verbrannt?	**524.** Im Ofen oder Küchenherd.
525. Weshalb haben sich die verbrennbaren Karton-Spucknäpfe nicht recht einzubürgern vermocht?	**525.** Weil sie auf die Dauer zu teuer sind und weil nicht immer ein Ofen- oder Herdfeuer zur Verfügung steht.
526. Die Füllung mit welchen Desinfektionslösungen empfiehlt sich daher für Spucknäpfe aus emailliertem Eisenblech, Glas oder Porzellan?	**526.** Die Füllung mit einer 5%igen Parmetol-[1]) oder einer 6%igen Rohchloraminlösung[1]).
527. Wann darf frühestens die Reinigung der Spucknäpfe erfolgen?	**527.** Frühestens 4 Stunden, nachdem die letzte Entleerung von Auswurf in den Spucknapf erfolgt ist.
528. Wie oft soll die Reinigung der Spucknäpfe täglich geschehen?	**528.** Sie soll mindestens einmal täglich geschehen.
529. Womit sollen die Speibecher oder Speigläser am Krankenbett versehen sein?	**529.** Sie sollen zwecks Fernhaltung der Fliegen mit einem Deckel versehen sein.
530. Wie wird der Auswurf in Speibechern und Speigläsern auf chemischem Wege zweckmäßig desinfiziert?	**530.** Dadurch, daß man in das Speigefäß vor der Abgabe an den Kranken etwa doppelt soviel 5%ige Parmetollösung oder 6%ige Rohchloraminlösung einfüllt, als von den Kranken während der Benutzungszeit erfahrungsgemäß an Auswurf ausgeschieden wird. Nach der letzten Entleerung von Auswurf muß das Speigefäß noch 4 Stunden stehen bleiben. Alsdann darf es erst gereinigt werden.

---

[1]) An Stelle der 5%igen Parmetollösung oder der 6%igen Rohchloraminlösung kann auch noch eine 5%ige Alkalysol- oder 5%ige T.B.- Bacillollösung verwendet werden. Die letzteren beiden Lösungen besitzen jedoch einen starken Kresolgeruch.

Der Kürze halber ist im folgenden für die Auswurfdesinfektion nur noch die 5%ige Parmetolund die 6%ige Rohchloraminlösung aufgeführt.

Frage:	**Antwort:**
531. Welches ist die sicherste Methode der Desinfektion des Auswurfs in Speibechern und Speigläsern, die sich in Krankenhäusern und Heilstätten gut bewährt hat?	**531.** Das Auskochen der Speibecher und Speigläser nebst Inhalt in besonderen Apparaten (Sputumkocher).
532. Wie lange müssen die Speibecher und Speigläser zwecks Unschädlichmachung des tuberkulösen Auswurfs in Wasser bzw. in Dampf ausgekocht werden?	**532.** Eine halbe Stunde lang vom Kochen des Wassers an gerechnet. (Alsdann sind sie noch zu reinigen.)
533. Warum haben sich derartige Sputumkocher, auch kleinerer Konstruktion, in privaten Haushaltungen nicht einzubürgern vermocht?	**533.** Weil dieses Verfahren mit einer gewissen Umständlichkeit und Unappetitlichkeit verbunden ist.
534. Wie wird der Auswurf in Spuckfläschchen desinfiziert?	**534.** Durch Vermischung des Inhalts mit der doppelten Menge 5%iger Parmetollösung oder 6%iger Rohchloraminlösung und 4stündigem Stehenlassen des Gemisches, worauf noch die Reinigung des Fläschchens zu erfolgen hat.
535. Wie erfolgt die Desinfektion der Außenfläche der Spuckfläschchen?	**535.** Durch Einlegen der Spuckfläschchen in 5%ige Parmetol- oder 6%ige Rohchloraminlösung für 4 Stunden.
536. Wie können die Spuckfläschchen nebst Inhalt, sofern sie hitzebeständig sind, durch Auskochen desinfiziert werden?	**536.** Dadurch, daß sie eine halbe Stunde lang in Wasser gekocht werden, worauf noch ihre Reinigung zu erfolgen hat.
537. Wieviel Spucknäpfe, Speibecher, Speigläser oder Spuckfläschchen müssen zur Durchführung der Auswechslung der Gefäße wenigstens zur Verfügung stehen?	**537.** Wenigstens 2 Stück.
538. Was ist hinsichtlich der Benutzung des Taschentuches zu beachten?	**538.** Der Auswurf darf nur ausnahmsweise in das Taschentuch entleert werden; es soll für gewöhnlich nur dazu dienen, die Auswurfsreste von Mund und Bart abzuwischen.
539. Warum dürfen die Taschentücher nur höchstens einen Tag benutzt werden?	**539.** Weil sonst ein so starkes Austrocknen stattfinden kann, daß sich Fasern mit Sputumteilchen ablösen.
540. Wie werden Taschentücher desinfiziert?	**540.** Durch Einlegen in 5%ige Parmetollösung für 4 Stunden oder in 2%ige Parmetol- oder 2%ige Rohchloraminlösung für 10 Stunden oder durch $^1/_2$ Stunde langes Auskochen in Wasser, ehe sie in die Wäsche gegeben werden.
541. Der Gebrauch welcher Taschentücher empfiehlt sich noch wegen ihrer leichten Unschädlichmachung?	**541.** Der Gebrauch von Taschentüchern aus Papierstoff, die nach kurzer Benutzung zu verbrennen sind.

Frage:	Antwort:
542. Wie sind die Kleider zu desinfizieren?	**542.** Die Kleider sind an Stellen, wo sie mit Auswurf beschmutzt sind, insbesondere an den Tascheneingängen, mit 5%iger Parmetol- oder 5%iger Sagrotanlösung zu befeuchten. Bei stärkerer Beschmutzung sind sie im Dampfdesinfektionsapparat zu desinfizieren.
543. Was hat mit gebrauchter Wäsche, Bettwäsche, gebrauchten Hemden und Handtüchern zu geschehen bzw. wie sind sie zu desinfizieren?	**543.** Sie sind möglichst oft zu wechseln und unter vorsichtiger Hantierung in ein Laken einzuschlagen oder in einem Sack zu sammeln und in dieser Umhüllung vor dem Zusammenbringen mit der übrigen Wäsche in einem Topf oder Kessel mit Wasser $^1/_2$ Stunde lang durchzukochen.
544. Wie kann sonst noch stark beschmutzte Wäsche desinfiziert werden?	**544.** Durch Einlegen in 5%ige Parmetollösung für 4 Stunden oder in 2%ige Parmetol- oder Rohchloraminlösung für 10 Stunden.
545. Wie sind Teile der Bettstelle, des Fußbodens und anderer Stellen der Wohnung, auf die Auswurf geraten ist, zu desinfizieren?	**545.** Diese Stellen sind baldigst und reichlich mit 5%iger Parmetol- oder 6%iger Rohchloraminlösung zu befeuchten.
546. Wie wird zweckmäßig die Desinfektion gehandhabt, wenn ein Speigefäß mit Auswurf auf den Boden gefallen ist?	**546.** Man bestreut den Auswurf mit feuchtem Sand oder feuchten Sägespänen, schiebt den Sand mit einer zusammengeknüllten Zeitung oder einem alten Lappen auf eine Schaufel, schüttet Sand und Zeitung ins Feuer, stellt die Schaufel mindestens 4 Stunden in einen Eimer mit 5%iger Parmetollösung oder 6%iger Rohchloraminlösung, wischt den Boden mit einer dieser Lösungen nach und läßt den Scheuerlappen ebenfalls 4 Stunden in einer dieser Lösungen liegen.
547. Auf welche Weise hat die Reinigung der von Kranken benutzten Wohnräume zu erfolgen?	**547.** Der Fußboden ist täglich nur feucht aufzuwischen, Möbel und sonstige Gegenstände sind mit schwach feuchten Tüchern abzureiben. Das Aufwirbeln von Staub ist nach Möglichkeit zu vermeiden.
548. Was ist hinsichtlich des Eß- und Trinkgeschirrs zu beachten?	**548.** Das Eß- und Trinkgeschirr des Kranken soll nicht mit anderem Eß- und Trinkgeschirr zusammen gereinigt und abgespült werden.
549. Wie können Messer, Gabeln und Löffel desinfiziert werden?	**549.** Durch $^1/_2$ Stunde langes Auskochen in Wasser oder 2%iger Sodalösung oder, wenn die Gegenstände das Auskochen nicht vertragen, durch Einlegen in 2%ige Sagrotan- oder 2%ige Formaldehydlösung für 4 Stunden und nachheriges Abspülen und Abtrocknen.
550. Wie werden Bücher und andere Gegenstände, die der Kranke mit beschmutzten Fingern berührt hat, desinfiziert?	**550.** Durch Abwischen mit 5%iger Sagrotan- oder 5%iger Parmetol- oder 6%iger Rohchloraminlösung.

Frage:	**Antwort:**
551. Wie ist der Stuhl bzw. Urin von Kranken, die an Darm- oder Nierentuberkulose leiden, zu desinfizieren?	**551.** Durch Hinzufügen der doppelten Menge 5%iger Parmetol- oder 6%iger Rohchloraminlösung bei wenigstens 4stündiger Einwirkungszeit.
552. Wohin ist alsdann das Gemisch zu schütten?	**552.** In den Abort.
553. Warum können bei der Tuberkulosedesinfektion die Finger bzw. Hände des Kranken und der Pflegeperson mit den üblichen desinfizierenden Lösungen nicht zuverlässig desinfiziert werden?	**553.** Weil die Einwirkungszeit der desinfizierenden Lösungen zu kurz ist.
554. Was kann daher als ausreichender Ersatz der Desinfektion der Finger bzw. Hände gelten?	**554.** Eine gründliche Reinigung derselben mit warmem Wasser und Seife unter Zuhilfenahme von Handbürste und Nagelreiniger, und zwar 5 Minuten lang.

d) Die Desinfektion am Krankenbett (laufende Desinfektion) bei Körnerkrankheit, Kindbettfieber und sonstigen Wundinfektionskrankheiten, Tripper (insbesondere Augentripper des Neugeborenen).

555. Wie sind die Absonderungen der Körner- und Augentripperkranken zu desinfizieren?	**555.** Schleimige und eitrige Absonderungen der Bindehäute der Augen und Nasenschleim sind in Wattebäuschen, Leinen- oder Mulläppchen und dergleichen aufzufangen, welche sofort verbrannt oder, wenn dies nicht angängig ist, 2 Stunden lang in Gefäße gelegt werden, die mit 5%iger Kresolseifenlösung oder 2%iger Sagrotanlösung gefüllt sind.
556. Worauf ist hierbei zu achten?	**556.** Daß sie von der Flüssigkeit vollständig bedeckt sind.
557. Wie sind die benutzten Verbandstücke bzw. die Unterlagen und Vorlagen der Wöchnerinnen zu behandeln?	**557.** Sie sind in der gleichen Weise zu behandeln.
558. Wie sind Bett- und Leibwäsche und persönliche Gebrauchsgegenstände zu desinfizieren (bei Tripper für gewöhnlich nicht nötig)?	**558.** Sie sind auszukochen oder 2 Stunden lang in Gefäße mit 5%iger Kresolseifenlösung oder 2%iger Sagrotanlösung zu legen, so daß sie vollständig von der Flüssigkeit bedeckt sind. Es empfiehlt sich, weiße und bunte Wäsche in verschiedene Gefäße zu legen.
559. Wie sind Taschentücher und Handtücher von Körner- und Tripperkranken zu desinfizieren?	**559.** Sie sind in der gleichen Weise wie Bett- und Leibwäsche zu desinfizieren.
560. Was ist hinsichtlich der Badeschwämme zu beachten?	**560.** Sie dürfen bei diesen Kranken überhaupt nicht benutzt werden.

Frage:	**Antwort:**
561. Wie sind die von den Kranken benutzten Waschgeräte und Badewannen zu desinfizieren, wenn sie ausnahmsweise von anderen benutzt werden sollen?	**561.** Sie sind mit 5 %iger Kresolseifenlösung oder 2 %iger Sagrotanlösung auszuscheuern und mit Wasser gründlich nachzuspülen.
562. Wie werden Zahn- und Nagelbürsten desinfiziert?	**562.** Sie werden 2 Stunden lang in eine 2 %ige Sagrotan- oder 1 %ige Formaldehydlösung gelegt und dann mit Wasser gründlich nachgespült.
563. Welche gesetzliche Bestimmung gilt in den deutschen Ländern für Hebammen und Wochenbettpflegerinnen, welche bei einer an Kindbettfieber Erkrankten während der Entbindung oder im Wochenbett tätig sind bzw. tätig gewesen sind?	**563.** Diesen Hebammen und Wochenbettpflegerinnen ist während der Dauer dieser Beschäftigung und einer Frist von 8 Tagen nach Beendigung derselben jede anderweite Tätigkeit als Hebamme oder Wochenbettpflegerin untersagt, sofern nicht der beamtete Arzt eine frühere Wiederaufnahme der Tätigkeit für unbedenklich erklärt.
564. Unter welcher Bedingung ist ihnen die Wiederaufnahme ihrer Tätigkeit bei einer anderen Gebärenden bzw. Wöchnerin überhaupt nur gestattet?	**564.** Erst nachdem sie sich selbst (womöglich im Vollbade), ihre Wäsche, Kleidung und Instrumente einer gründlichen Reinigung und Desinfektion nach Anweisung des beamteten Arztes unterzogen haben.

e) Die Desinfektion am Krankenbett (laufende Desinfektion) bei Milzbrand, Papageienkrankheit und Rotz.

Frage:	**Antwort:**
565. Wovon hängt die Desinfektion bei Milzbrand ab?	**565.** Von der Lokalisation der Milzbranderkrankung, d. h. davon, ob es sich um Hautmilzbrand, Lungen- oder Darmmilzbrand handelt.
566. Wie gestaltet sich die Desinfektion bei Hautmilzbrand?	**566.** In der gleichen Weise wie bei Kindbettfieber.
567. Wie wird zweckmäßig bei Lungenmilzbrand desinfiziert?	**567.** In ähnlicher Weise wie bei der Diphtherie, gegebenenfalls wie bei der Lungenpest.
568. Wie ist bei Darmmilzbrand zu desinfizieren?	**568.** In ähnlicher Weise wie beim Typhus.
569. Wie gestaltet sich die Desinfektion bei der Papageienkrankheit?	**569.** In ähnlicher Weise wie bei der Lungenpest.
570. Wie ist bei Rotz zu desinfizieren?	**570.** In ähnlicher Weise wie bei der Drüsen- und Lungenpest.
571. Bei wem hat sich der Desinfektor bei diesen seltenen Erkrankungsfällen des Menschen an Milzbrand, Papageienkrankheit oder Rotz genaueste Anweisungen hinsichtlich der Ausführung der Desinfektion zu holen?	**571.** Bei dem zuständigen Amtsarzt.

Frage:	Antwort:
572. Was muß als oberster Grundsatz bei der laufenden Desinfektion, bei den gemeingefährlichen wie übertragbaren Krankheiten gelten?	**572.** Nichts darf undesinfiziert das Krankenzimmer verlassen.
573. Welche Gegenstände hat der Desinfektor immer mitzuführen, wenn er mit der Ausführung oder Überwachung der laufenden Desinfektion beauftragt wird?	**573.** Die in der Anlage A verzeichneten Gegenstände.
574. Welche Punkte hat der Desinfektor bzw. Pfleger bei der Ausführung der laufenden Desinfektion besonders zu beachten?	**574.** Die in der Anlage A verzeichneten Punkte.

f) Die Desinfektion von Krankentransportmitteln nach der Benutzung bei übertragbaren Krankheiten.

575. Wie sind Krankenwagen und Krankentragen vor der Verunreinigung mit Absonderungen bzw. Stuhlentleerungen des Kranken nach Möglichkeit zu schützen?	**575.** Durch waschbare Tücher.
576. Wie sind die Krankenwagen zu desinfizieren, wenn eine Beschmutzung erfolgt ist?	**576.** Ist eine Beschmutzung erfolgt, so sind die beschmutzten Stellen und Teile mit 2%iger Sagrotan- oder 1%iger Formaldehydlösung zu desinfizieren; Decken, Kissen und Polster, soweit sie nicht mit Leder überzogen sind, sind mit Wasserdampf zu desinfizieren.
577. Wie sind Krankenwagen und Krankentragen, auch ohne daß eine sichtbare Beschmutzung erfolgt ist, nach jedem Transport eines Kranken zu desinfizieren?	**577.** Die beim Transport benutzten Tücher und Kissenbezüge sind durch Auskochen oder im Dampf, sowie Decken und Kissen, die nicht durch Tücher oder Bezüge vor einer Verunreinigung geschützt waren, im Dampf zu desinfizieren. Ferner sind mit Wachstuch oder Leder bezogene Polster und endlich der Fußboden des Wagens mit Lappen, die mit 2%iger Sagrotan- oder 1%iger Formaldehydlösung getränkt sind, abzuwaschen bzw. aufzuwischen.
578. Welche Desinfektionslösung ist nach einem Transport wegen Lungentuberkulose zu verwenden?	**578.** Eine 5%ige Parmetol- oder eine 6%ige Rohchloraminlösung.
579. Wie ist mit Droschken und anderen Personenfahrzeugen, soweit sie ausnahmsweise haben benutzt werden müssen, zu verfahren?	**579.** Sie sind in der gleichen Weise wie Krankenwagen und Krankentragen zu behandeln.

B. Die Schlußdesinfektion.

Während die Desinfektion am Krankenbett (die laufende Desinfektion) von den Krankenpflegepersonen, selbst von den Angehörigen des Kranken nach gegebener Anweisung und Überwachung durchgeführt werden darf, ist die Ausführung der Schlußdesinfektion in der Regel durch staatlich geprüfte und amtlich bestellte Desinfektoren vorgeschrieben.

Wenn auch im allgemeinen die laufende Desinfektion aus den schon früher angegebenen Gründen als die wichtigere anzusehen ist, so ist die Schlußdesinfektion doch keineswegs zu entbehren. Sind doch bei derselben noch alle diejenigen Infektionskeime abzutöten, die bei der laufenden Desinfektion noch nicht vernichtet worden sind. Dazu gehören vor allem alle die Keime, die durch feine Tröpfchen, Staub, ferner auch durch Berührungs- und Schmierinfektion an Wände, Türen, Fußboden, Decke, Möbel, die zuletzt benutzte Bett- und Leibwäsche, Betten, Matratzen und Gebrauchsgegenstände aller Art gelangt sind. Schließlich ist auch noch der Abort, unter Umständen auch noch die Abortgrube zu desinfizieren. Außerdem gehört noch zu einer zuverlässigen Schlußdesinfektion die abschließende, gründliche Reinigung des Krankenzimmers mit heißem Wasser und Seife.

In den letzten Jahren wurde häufig die Schlußdesinfektion vernachlässigt, weil manche Hygieniker behaupteten, daß unter dem Einfluß von Licht und Luft alle die Krankheitskeime in kurzer Zeit absterben würden, welche bei der laufenden Desinfektion noch nicht erfaßt worden seien. Diese Behauptung trifft aber für viele Krankheitserreger durchaus nicht zu, wie durch die Flüggesche Schule und andere namhafte Hygieniker schon vor vielen Jahren experimentell festgestellt wurde. Vor allem muß mit Nachdruck betont werden, daß Tuberkelbazillen in feinster Verteilung an wenig belichteten Stellen viele Wochen lebensfähig bleiben, in dünnen Auswurfschichten angetrocknet sogar mehrere Monate lang. Aus dieser experimentell festgestellten Tatsache muß man für die praktischen Verhältnisse die nötigen Schlußfolgerungen ziehen. Denn bei den am meisten zu desinfizierenden Wohnungen handelt es sich nicht um von der Sonne durchflutete Wohnungen — gegen Sonnenlicht sind die Krankheitskeime und auch die Tuberkelbazillen viel empfindlicher —, sondern häufig um Wohnungen mit durch Pappe gedichteten Fenstern, um Hinterhaus-, Hof- und Kellerwohnungen, „wo nicht die Sonne, aber wohl der Arzt hinkommt".

Während man zu Anfang dieses Jahrhunderts einen übertriebenen Wert auf die Schlußdesinfektion legte und fast bei jeder ansteckenden Krankheit automatisch eine solche mit Formaldehydgas vornahm, wobei häufig genug die chemisch-mechanische Desinfektion vernachlässigt wurde, ist man etwa in den zwanziger Jahren in das andere Extrem verfallen, indem man bei der Schlußdesinfektion nur noch wenig von der Desinfektion mit Formaldehyd Gebrauch machte. Ganz mit Unrecht, da experimentell die ausgezeichnete Abtötungskraft des Formaldehydgases auf Krankheitskeime an freiliegenden Flächen festgestellt war, insbesondere auch auf die sehr widerstandsfähigen Tuberkelbazillen.

Ich befürworte daher, namentlich unter den heutigen, verschlechterten sozialen und unhygienischen Verhältnissen die regelmäßige Anwendung der Formaldehyddesinfektion bei der Schlußdesinfektion in allen Fällen von Tuberkulose, ferner bei Diphtherie, Scharlach, übertragbarer Gehirnentzündung und übertragbarer Kinderlähmung.

Es ist in allen Fällen bei der Schlußdesinfektion streng zu beachten, daß — abgesehen von einer etwa gleichzeitig vorzunehmenden Formaldehyd- oder Dampfdesinfektion — regelmäßig eine chemisch-mechanische Schlußdesinfektion stattzufinden hat.

Um eine zuverlässige Wirkung des Formaldehydgases zu erzielen, muß bei seiner Vergasung aus Formalin gleichzeitig Wasserdampf entwickelt werden. Dies geschieht in besonderen Apparaten, von denen der sog. Breslauer Apparat (nach Prof. Flügge) der gebräuchlichste und geeignetste ist. Seine Anwendungsweise ist in dem Frage-Antwortspiel Nr. 675 bis Nr. 726 ausführlich geschildert.

Außer der Formaldehydgas-Desinfektion spielt bei der Schlußdesinfektion häufig die Dampfdesinfektion noch eine Rolle. Sie wird in erster Linie bei den gemeingefährlichen Krankheiten und der Tuberkulose angewendet, bei denen eine besonders intensive Desinfektion stattfinden muß, ferner bei infektiösen Darmkrankheiten, weil bei ihnen mit einer tiefer gehenden Verunreinigung der Betten, Matratzen usw. gerechnet werden muß.

Die Dampfdesinfektion geschieht in besonderen Apparaten, die in Dampfdesinfektionsanstalten untergebracht sind. Die Schilderung einer solchen Anstalt und die Bedienung der Dampfdesinfektionsapparate ist in den Fragen Nr. 727 bis Nr. 760 enthalten.

Die in Deutschland zu Desinfektionszwecken verwendeten Apparate arbeiten meist mit ungespanntem oder nur wenig gespanntem Wasserdampf.

Dagegen werden zu Sterilisationszwecken auf den chirurgischen Abteilungen der Krankenhäuser sog. Hochdrucksterilisatoren (Autoklaven) benutzt, in denen mit hochgespanntem Dampf chirurgische Instrumente, Verbandstoffe usw. auch von sehr widerstandsfähigen Bakteriensporen sicher entkeimt werden; siehe Frage Nr. 761 bis Nr. 763.

Analog der laufenden Desinfektion habe ich für die Schlußdesinfektion die gemeingefährlichen Krankheiten Aussatz, Cholera, |Pest und Pocken zu einer Gruppe zusammengefaßt, bei der eine chemisch-mechanische neben einer Formaldehyd- und Dampfdesinfektion auszuführen ist, mit der Einschränkung, daß eine Desinfektion mit Formaldehydgas bei der Cholera ganz unterbleiben kann.

Die sog. übertragbaren Krankheiten sind für die Schlußdesinfektion ebenfalls wie bei der laufenden Desinfektion in fünf Gruppen gegliedert.

Bei der Gruppe a) Diphtherie, übertragbare Genickstarre, Keuchhusten, Scharlach, übertragbare Gehirnentzündung und übertragbare Kinderlähmung begnügte man sich bis Kriegsende in der Regel mit der chemisch-mechanischen Schlußdesinfektion. Unter den heutigen sehr verschlechterten Wohnungsverhältnissen mit der starken Überfüllung und Verschmutzung der Wohnräume sollte wenigstens bei Diphtherie, Scharlach, übertragbarer Gehirnentzündung und übertragbarer Kinderlähmung neben der chemisch-mechanischen auch wieder die Formaldehyddesinfektion regelmäßig ausgeführt werden.

Von den unter Gruppe b) genannten Krankheiten Typhus, Paratyphus, bakterieller Lebensmittelvergiftung, Ruhr und Weilscher Krankheit halte ich wie bei der Cholera die obligatorische Durchführung der Dampfdesinfektion neben der chemisch-mechanischen Desinfektion wenigstens bei Typhus, Paratyphus und bakterieller Lebensmittelvergiftung für notwendig.

Unter c) ist als Sondergruppe nur die Tuberkulose verzeichnet. Bei ihr sollte in Anbetracht der langen Lebensfähigkeit der Tuberkelbazillen und der heutzutage meist überfüllten und unzureichend belichteten Wohnungen regelmäßig auch eine Formaldehyd- und Dampfdesinfektion ausgeführt werden.

In welchem Umfange eine Schlußdesinfektion bei unter d) genannten Krankheiten Körnerkrankheit, Kindbettfieber und sonstigen Wundinfektionskrankheiten stattfinden muß, richtet sich danach, inwieweit die laufende Desinfektion ordnungsmäßig durchgeführt worden ist.

Die Schlußdesinfektion bei den unter e) zusammengefaßten, sehr selten beim Menschen auftretenden Krankheiten Milzbrand, Papageienkrankheit und Rotz richtet sich nach der jeweiligen, verschiedenen Form der Krankheit. Der Desinfektor oder Pfleger hat sich daher bei jedem derartigen Fall nach der Art der auszuführenden Schlußdesinfektion bei dem Amtsarzt zu erkundigen.

Bezüglich der Ausführung der Schlußdesinfektion bei den gemeingefährlichen Krankheiten und bei den hauptsächlichsten übertragbaren Krankheiten, ferner bezüglich der Formaldehyd- und Dampfdesinfektion im einzelnen sei noch auf die Fragen Nr. 580—766 hingewiesen.

Um den Desinfektor oder Krankenpfleger an ein systematisches Vorgehen bei der Ausführung der laufenden Desinfektion und den verschiedenen Formen der Schlußdesinfektionen zu gewöhnen und ihm dabei eine sein Gedächtnis unterstützende Anleitung an die Hand zu geben, sind dem Leitfaden als Anlagen noch sechs kurzgefaßte Merkblätter beigefügt worden und zwar:

1. Eine Anlage über den Gang bei der Überwachung der laufenden Desinfektion: Anlage A;

2. vier Anlagen über den Gang bei den verschiedenen Formen der Schlußdesinfektion: Anlagen B, C, D und E;

3. eine Anlage über den Gang bei der Entlausung von Räumen in Verbindung mit einer Desinfektion: Anlage F.

Es empfiehlt sich für die beteiligten Personen, diese Anleitungen bei der Ausführung der Desinfektionen stets mit sich zu führen.

1. Die Schlußdesinfektion bei den gemeingefährlichen Krankheiten Aussatz, Cholera, Pest und Pocken.

Frage:	Antwort:
580. Worauf hat sich die Schlußdesinfektion zu erstrecken?	**580.** Außer auf die bei der laufenden Desinfektion zu berücksichtigenden Gegenstände noch auf die bis dahin der Desinfektion noch nicht unterworfenen Gegenstände.
581. Wie werden nicht waschbare Kleidungsstücke, Federbetten, wollene Decken, Matratzen ohne Holzrahmen, Bettvorleger, Gardinen, Teppiche, Tischdecken u. dgl. desinfiziert?	**581.** Sie werden in Dampfapparaten oder mit Formaldehydgas[1]) desinfiziert.
582. Wie werden Holzteile von Bettstellen, Nachttischen und anderen Möbeln sowie ähnliche Gegenstände desinfiziert?	**582.** Sie werden entweder sorgfältig und wiederholt mit Lappen abgerieben, die mit 5%iger Kresolseifenlösung[2]) oder 2%iger Sagrotanlösung[3]) befeuchtet sind, oder sie werden mit Formaldehydgas[1]) desinfiziert.

---

[1]) Bei Cholera kann eine Desinfektion mit Formaldehydgas ganz unterbleiben.

[2]) An Stelle der 5%igen Kresolseifenlösung können auch eine 3—5%ige Lysollösuug oder eine 5%ige Lösung von Liquor Cresoli „Grünau" angewendet werden. Der Kürze halber sind die letzteren zwei Lösungen im Nachfolgenden nicht mehr aufgeführt.

[3]) An Stelle der 2%igen Sagrotanlösung können auch eine 2%ige Pangrol- oder eine 2%ige Lavasterillösung verwendet werden. Der Kürze halber sind die letzteren zwei Lösungen im Nachfolgenden nicht mehr aufgeführt.

Frage:	Antwort:
583. Wie werden Metallteile von Bettstellen und Möbeln desinfiziert?	**583.** Mit 5%iger Kresolseifenlösung oder 2%iger Sagrotanlösung oder 1%iger Formaldehydlösung.
584. Wie werden Sammet-, Plüsch- und ähnliche Möbelbezüge desinfiziert?	**584.** Sie werden entweder mit 5%iger Kresolseifenlösung oder 2%iger Sagrotanlösung oder 1%iger Formaldehydlösung durchfeuchtet, feucht gebürstet und ausgiebig gelüftet oder mit Formaldehydgas[1]) desinfiziert.
585. Wie werden Gegenstände aus Leder oder Gummi (Stiefel, Gummischuhe) u. dgl. desinfiziert?	**585.** Sie werden sorgfältig und wiederholt mit Lappen abgerieben, die mit 5%iger Kresolseifenlösung oder 2%iger Sagrotanlösung befeuchtet sind.
586. Wie wird Pelzwerk desinfiziert?	**586.** Pelzwerk wird auf der Haarseite mit 5%iger Kresolseifenlösung oder 2%iger Sagrotanlösung oder 1%iger Formaldehydlösung durchfeuchtet, feucht gebürstet, zum Trocknen hingehängt und womöglich gesonnt.
587. Wie können Leder- und Pelzsachen, wertvolle Kleider, Uniformen u. dgl. sonst noch desinfiziert werden?	**587.** Mit trockener Hitze in besonderen Apparaten (s. Nr. 321 bis 326).
588. Wie werden Bücher, Akten, Bilderbogen u. dgl. desinfiziert?	**588.** Sie werden, wenn wertlos, verbrannt, sonst mit Formaldehydgas[1]) oder trockener Hitze in besonderen Apparaten (s. Nr. 321 bis 326) desinfiziert.
589. Wie werden Spielsachen desinfiziert?	**589.** Leicht brennbare Spielsachen von geringem Werte werden verbrannt; andere Spielsachen von Holz oder Metall werden gründlich mit Lappen abgerieben, welche mit 2%iger Sagrotan- oder 1%iger Formaldehydlösung befeuchtet sind, und alsdann getrocknet.
590. Was hat mit vorgefundenen Arzneien zu geschehen?	**590.** Sie sind in das Klosett zu schütten, nachdem vorher die Umhüllung mit 5%iger Kresolseifenlösung oder 2%iger Sagrotanlösung desinfiziert worden ist.
591. Was darf dagegen niemals mit vorgefundenen Arzneien geschehen?	**591.** Sie dürfen niemals verbrannt werden, weil dadurch unter Umständen eine Explosion veranlaßt werden kann (chlorsaures Kali, spirituöse und ätherhaltige Flüssigkeiten).
592. Wie ist mit Leichen zu verfahren?	**592.** Leichen sind in Tücher zu hüllen, die in 5%iger Kresolseifenlösung oder 2%iger Sagrotanlösung getränkt sind, und alsdann in dichte Särge zu legen, die am Boden mit einer reichlichen Schicht Sägemehl, Torfmull oder anderen aufsaugenden Stoffen bedeckt sind.
593. Auf welche Stellen und Gegenstände des Raumes ist bei der Schlußdesinfektion besondere Sorgfalt zu verwenden?	**593.** Auf die Lagerstellen und die in ihrer Umgebung auf wenigstens 2 m Entfernung befindlichen Gerätschaften, ferner auf Wand- und Fußbodenflächen, Türen und Fenster.

---

[1]) Bei Cholera kann eine Desinfektion mit Formaldehydgas ganz unterbleiben.

Frage:	**Antwort:**
594. Womit werden diese Stellen und Gegenstände desinfiziert?	**594.** Sie werden mittels Lappen, die mit 5%iger Kresolseifenlösung oder 2%iger Sagrotanlösung getränkt sind, gründlich abgewaschen oder auf andere Weise mit der Desinfektionsflüssigkeit gründlich befeuchtet.
595. Wie werden Spalten, Risse und Fugen in Wänden und Fußböden desinfiziert?	**595.** Sie werden gründlich mit 5%iger Kresolseifenlösung oder 2%iger Sagrotanlösung befeuchtet.
596. Wie werden freiliegende Flächen, an denen Krankheitskeime vermutlich oberflächlich oder nur in geringer Tiefe haften, desinfiziert?	**596.** Durch die Räucherung mit Formaldehydgas.
597. Was ist Voraussetzung für die Wirksamkeit der Desinfektion mittels Formaldehydgas?	**597.** Daß es sich um allseitig gut abdichtbare Räume handelt, und daß gleichzeitig genügend Wasser verdampft wird.
598. Was hat der Desinfektor am Schlusse jeder Wohnungsdesinfektion noch zu tun?	**598.** Er hat die desinfizierten Räumlichkeiten mit heißem Seifenwasser in ausreichender Menge zu scheuern und gründlich zu lüften.
599. Worauf hat er ferner noch zu achten?	**599.** Daß getünchte Wände einen frischen Kalkanstrich erhalten und etwa vorhandene Fußböden mit Lehmschlag reichlich mit Kalkmilch bestrichen werden.

Besondere Vorschriften für die Desinfektion von Eisenbahnwagen, Brunnen, Schiffen und Flößen[1]).

Frage:	**Antwort:**
600. Wie werden Eisenbahn-, Personen- und Güterwagen desinfiziert?	**600.** In entsprechender Weise wie Krankenräume oder Personenfahrzeuge nach näherer Anweisung des Amtsarztes bzw. Bahnarztes.
601. Wie werden Kesselbrunnen desinfiziert?	**601.** Durch reichliches Eingießen von Kalkmilch oder Chlorkalkmiclh oder Caporitlösung[2]) und Bestreichen der inneren Wände des Kesselbrunnens mit einem dieser Mittel.
602. Wie werden Röhrenbrunnen desinfiziert?	**602.** Am besten durch Einleiten von strömendem Wasserdampf, unter Umständen auch durch chemische Mittel nach näherer Anweisung des beamteten Arztes.
603. Wie wird Trink-, Gebrauchs- und Ballastwasser auf Schiffen desinfiziert?	**603.** Mit Kalkmilch oder Chlorkalkmilch.
604. Wieviel Kalkmilch ist dem Wasser hinzuzusetzen?	**604.** 2 l Kalkmilch zu je 100 l des Wassers unter sorgfältigem und wiederholtem Umrühren.
605. Wieviel Chlorkalkmilch ist dem Wasser hinzuzusetzen?	**605.** Von Chlorkalkmilch sind nur 10 ccm auf je 100 l Wasser unter sorgfältigem und wiederholtem Umrühren hinzuzusetzen.

---

[1]) Sinngemäß auch bei den übertragbaren Krankheiten nach näherer Anweisung des beamteten Arztes anwendbar.

[2]) Die Caporitlösung ist der Kürze halber im Nachfolgenden nicht mehr aufgeführt.

Frage:	**Antwort:**

606. Wie lange muß die Kalkmilch bzw. die Chlorkalkmilch auf das zu desinfizierende Wasser einwirken?

606. Die Kalkmilch muß wenigstens 1 Stunde, die Chlorkalkmilch wenigstens $^1/_2$ Stunde auf das zu desinfizierende Wasser einwirken.

607. Womit können Trink- und Gebrauchswässer noch auf andere Weise desinfiziert werden?

607. Durch hinreichend langes Einleiten von heißem Wasserdampf nach näherer Anweisung des Amtsarztes oder durch Kochen in Töpfen.

608. Wie geschieht die Desinfektion des Bilgeraumes von Schiffen mit seinem Inhalt?

608. Sie geschieht durch Kalkmilch, die mit 9 Teilen Wasser verdünnt ist (Kalkbrühe), in folgender Weise:

In diejenigen Teile des Bilgeraumes, die leicht durch Abheben der Garnierungen und der Flurplatten zugänglich gemacht werden können (Maschinen- und Kesselraum, leere Laderäume), ist an möglichst vielen Stellen Kalkbrühe eimerweise hineinzugießen. Durch Umrühren mit Besen muß die Kalkbrühe kräftig mit dem Bilgewasser vermischt und überall, auch an die Wände des Bilgeraumes, angetüncht werden.

609. Wie wird die Desinfektion des Bilgeraumes bewerkstelligt, wo er nicht frei zugänglich ist?

609. Überall da, wo der Bilgeraum nicht frei zugänglich ist, wird durch die von Deck herunterführenden Pumpen (Notpumpen) und Peilrohre soviel Kalkbrühe eingegossen, bis sie den Bilgeraum, ohne die Ladung zu berühren, anfüllt.

610. Wie ist dabei im einzelnen zu verfahren?

610. a) Der Wasserstand in den Peilrohren wird gemessen;

b) 100 bis 200 Liter Kalkbrühe — je nach der Größe des Schiffes oder der einzelnen Abteilungen — werden eingefüllt;

c) der Wasserstand in den Peilrohren wird wieder gemessen.

611. Was ist anzunehmen, wenn ein erhebliches Ansteigen des Wassers in den Peilrohren nunmehr gemessen wird?

611. Ein erhebliches Ansteigen des Wassers in den Peilrohren deutet darauf hin, daß sich irgendwo die Verbindungslöcher der einzelnen Abschnitte des Bilgeraumes verstopft haben, so daß keine freie Zirkulation des Wassers stattfindet.

612. Was hat in solchen Fällen zu geschehen?

612. In solchen Fällen muß wegen der Gefahr des Überlaufens der Kalkbrühe und der dadurch bedingten Beschädigung der Ladung das Einfüllen unterbrochen werden. Die Desinfektion des Bilgeraumes kann dann erst bei leerem Schiff stattfinden.

613. Wieviel Kalkbrühe ist einzufüllen, wenn ein nur langsames Ansteigen des Wasserstandes in den Peilrohren gemessen wird?

613. Es ist soviel Kalkbrühe einzufüllen, als der Bilgeraum ohne Schaden für die Ladung vertragen kann. Im allgemeinen sind auf 1 m Schiffslänge erforderlich: bei Holzschiffen 40 bis 60 l, bei eisernen Schiffen 60 bis 120 l Kalkbrühe.

614. Wie ist auf Schiffen mit getrennten Abteilungen zu verfahren?

614. Auf Schiffen mit getrennten Abteilungen muß jede Abteilung für sich desinfiziert werden.

Frage:	**Antwort:**
615. Nach wieviel Stunden kann die mit Kalkbrühe vermischte Bilge wieder entleert werden?	**615.** Nach 12 Stunden.
616. Wie geschieht die Desinfektion von Flößen?	**616.** Die von Kranken oder Krankheitsverdächtigen benutzten Hütten werden verbrannt, soweit sie nicht einer Desinfektion mit 5%iger Kresolseifenlösung oder 2%iger Sagrotanlösung oder mit Kalkmilch unterworfen werden können; das Lagerstroh wird verbrannt.
617. Wie werden die Umgebung der Hütten und die Stellen, die augenscheinlich mit Ausscheidungen beschmutzt sind, desinfiziert?	**617.** Sie werden durch reichliches Übergießen mit Kalkmilch oder Chlorkalkmilch desinfiziert.

2. Die Schlußdesinfektion
bei den hauptsächlichsten übertragbaren Krankheiten.

618. Bei welchen zwei Gruppen von übertragbaren Krankheiten kann nach den meist noch gültigen amtlichen Vorschriften von einer Schlußdesinfektion unter Zuhilfenahme der Formaldehyd- oder Dampfdesinfektion in der Regel abgesehen werden?	**618.** 1. Bei Diphtherie, übertragbarer Genickstarre, Keuchhusten, Scharlach, übertragbarer Gehirnentzündung und übertragbarer Kinderlähmung. 2. Bei Typhus, Paratyphus, bakterieller Lebensmittelvergiftung, Ruhr und Weilscher Krankheit.
619. Bei welcher Krankheit muß dagegen noch häufig eine Dampfdesinfektion bei der Schlußdesinfektion zu Hilfe genommen werden?	**619.** Bei der Tuberkulose.
620. Bei welchen Krankheiten ist für gewöhnlich eine Schlußdesinfektion überhaupt entbehrlich?	**620.** Bei Körnerkrankheit, Kindbettfieber und sonstigen Wundinfektionskrankheiten.
621. Bei welchen Krankheiten muß der Desinfektor besondere Anweisungen für den einzelnen Fall von dem zuständigen Amtsarzt einholen?	**621.** Bei Milzbrand, Papageienkrankheit, Rotz und Weilscher Krankheit.

a) Die Schlußdesinfektion bei Diphtherie[1]), übertragbarer Genickstarre, Keuchhusten, Scharlach[1]), übertragbarer Gehirnentzündung[1]) und übertragbarer Kinderlähmung[1]).
(Auch bei Masern, Influenza und Keuchhusten anwendbar.)

622. Worauf hat sich die Schlußdesinfektion zu erstrecken?	**622.** Sie hat sich auf alle Gegenstände zu erstrecken, die mutmaßlich mit Absonderungen des Kranken verunreinigt sind.

---

[1]) Bei Diphtherie, Scharlach, übertragbarer Gehirnentzündung und übertragbarer Kinderlähmung wird dringend empfohlen, die chemisch-mechanische Desinfektion in Verbindung mit einer Formaldehyddesinfektion auszuführen.

Bei übertragbarer Gehirnentzündung und übertragbarer Kinderlähmung hat noch die Desinfektion des Aborts zu erfolgen.

Frage:	**Antwort:**
623. Wie ist mit den Überzügen der Betten und den Bettlaken zu verfahren?	**623.** Die Überzüge der Betten sind abzuziehen und ebenso wie die Bettlaken sofort auszukochen oder für 2 Stunden in 5 %ige Kresolseifenlösung[1]) oder 2 %ige Sagrotanlösung[2]) zu legen; nachher sind sie in Wasser zu spülen.
624. Wie sind die Betten, Matratzen und Strohsäcke zu desinfizieren?	**624.** Sie sind herauszunehmen und mit 5 %iger Kresolseifenlösung oder 2 %iger Sagrotanlösung gründlich abzureiben oder abzubürsten, oder mit Formaldehydgas zu desinfizieren.
625. Wie ist mit der Bettstelle, dem Nachttisch und anderen im Bereich des Kranken befindlichen Gegenständen sowie mit der Wandfläche in der Nähe des Bettes zu verfahren?	**625.** Alle diese Gegenstände sowie die Wandfläche in der Nähe des Bettes sind mit 5 %iger Kresolseifenlösung oder 2 %iger Sagrotanlösung abzuwaschen bzw. abzureiben.
626. Was hat mit dem Fußboden und den Scheuerleisten des Krankenzimmers zu geschehen?	**626.** Sie sind ebenfalls mit 5 %iger Kresolseifenlösung oder 2 %iger Sagrotanlösung aufzuwischen.
627. Wie sind die von den Kranken benutzten Waschbecken u. Badewannen zu desinfizieren?	**627.** Sie sind mit 5 %iger Kresolseifenlösung oder 2 %iger Sagrotanlösung auszuscheuern und mit Wasser gründlich nachzuspülen.
628. Wie sind Zahn- und Nagelbürsten zu desinfizieren?	**628.** Sie sind 2 Stunden lang in eine 2 %ige Sagrotan- oder eine 1 %ige Formaldehydlösung zu legen und dann mit Wasser gründlich nachzuspülen.
629. Was hat mit Eß- und Trinkgechirr zu geschehen?	**629.** Es ist 15 Minuten lang in Wasser oder 2 %iger Sodalösung auszukochen. Messer, Gabeln und sonstige Geräte, die das Auskochen nicht vertragen, sind für 2 Stunden in eine 2 %ige Sagrotan- oder eine 1 %ige Formaldehydlösung zu legen, dann mit Wasser gründlich nachzuspülen und trocken zu reiben.
630. Wie sind Spielsachen zu desinfizieren?	**630.** Sie sind, soweit sie nicht verbrannt werden, mit 2 %iger Sagrotan- oder 1 %iger Formaldehydlösung abzureiben und danach mit Wasser abzuwaschen.
631. Wie ist mit den von den Kranken gebrauchten Büchern und Bilderbüchern zu verfahren?	**631.** Sie sind mit 2 %iger Sagrotanlösung abzureiben. Wertvolle Bücher sind statt dessen 8 Wochen verschlossen zu halten, bevor sie wieder gebraucht werden.
632. Was hat mit den während der Krankheit oder kurz vorher getragenen Kleidern zu geschehen?	**632.** Sie sind mit 2 %iger Sagrotanlösung abzureiben oder abzubürsten oder mit Formaldehydgas zu desinfizieren.

---

[1]) An Stelle der 5 %igen Kresolseifenlösung können auch eine 3—5 %ige Lysollösung oder eine 5 %ige Lösung von Liquor Cresoli „Grünau" angewendet werden. Der Kürze halber sind die letzten zwei Lösungen im Nachfolgenden nicht mehr aufgeführt.

[2]) An Stelle der 2 %igen Sagrotanlösung können auch eine 2 %ige Pangrol- oder eine 2 %ige Lavasterillösung verwendet werden. Der Kürze halber sind die letzteren zwei Lösungen im Nachfolgenden ncht mehr aufgeführt.

Frage:

Antwort:

633. Wie sind Leibwäsche, Taschentücher und Handtücher zu desinfizieren?

633. Sie sind für 2 Stunden in 5%ige Kresolseifenlösung oder 2%ige Sagrotanlösung zu legen, um dann wie gewöhnlich gewaschen zu werden.

634. Unter welchen Umständen können auch noch andere als die aufgeführten Gegenstände einer Schlußdesinfektion unterzogen werden?

634. Dann, wenn vom Arzt oder Amtsarzte weitergehende Maßnahmen für erforderlich erklärt werden.

635. In welchen Fällen werden weitergehende Maßnahmen in Betracht kommen?

635. In solchen Fällen, wo die Gefahr der Weiterverbreitung der Krankheit ungewöhnlich groß ist, z. B. in Pensionaten, ebenso in überfüllten und besonders in unsauberen Wohnungen.

636. Worauf wird sich in solchen Fällen, die unter den heutigen Verhältnissen sehr häufig sind, die Desinfektion zu erstrecken haben?

636. Auf die Desinfektion des ganzen Krankenzimmers und der in ihm enthaltenen Gegenstände, erforderlichenfalls unter Zuhilfenahme der Formaldehyd- oder der Dampfdesinfektion.

b) Die Schlußdesinfektion bei Typhus[1]), Paratyphus[1]), bakterieller Lebensmittelvergiftung[1]), Ruhr und Weilscher Krankheit.

637. Worauf hat sich die Schlußdesinfektion zu erstrecken?

637. Sie hat sich auf alle Gegenstände zu erstrecken, die mutmaßlich mit Absonderungen des Kranken verunreinigt sind.

638. Wie ist mit den Überzügen der Betten und den Bettlaken zu verfahren?

638. Die Überzüge der Betten sind abzuziehen und ebenso wie die Bettlaken sofort auszukochen oder für 2 Stunden in 5%ige Kresolseifenlösung oder 2%ige Sagrotanlösung zu legen, nachher in Wasser zu spülen.

639. Wie können weiße Überzüge und Bettlaken ebenfalls desinfiziert werden?

639. In 1%iger Rohchloraminlösung.

640. Wie sind die Betten, Matratzen und Strohsäcke zu desinfizieren?

640. Sie sind herauszunehmen und bei Typhus, Paratyphus und bakterieller Lebensmittelvergiftung möglichst im Dampfapparat zu desinfizieren, bei den übrigen unter 2 b) aufgeführten Krankheiten desgleichen, sofern sie stärker beschmutzt sind; sonst sind sie mit 5%iger Kresolseifenlösung oder 2%iger Sagrotanlösung gründlich abzureiben oder abzubürsten.

641. Wie ist mit der Bettstelle, dem Nachttisch und anderen im Bereich des Kranken befindlichen Gegenständen sowie mit der Wandfläche in der Nähe des Bettes zu verfahren?

641. Alle diese Gegenstände sowie die Wandfläche in der Nähe des Bettes sind mit 5%iger Kresolseifenlösung oder 2%iger Sagrotanlösung abzuwaschen bzw. abzureiben.

642. Was hat mit dem Fußboden und den Scheuerleisten des Krankenzimmers zu geschehen?

642. Sie sind mit 5%iger Kresolseifenlösung oder 2%iger Sagrotanlösung oder 1%iger Rohchloraminlösung aufzuwischen.

---

[1]) Bei Typhus und Paratyphus und bakterieller Lebensmittelvergiftung wird dringend empfohlen, sofern dies nicht vorgeschrieben, die chemisch-mechanische Schlußdesinfektion unter Zuhilfenahme einer Dampfdesinfektion auszuführen.

Frage:

643. Wie sind Sitzbrett, Dekkel, Türgriff und Fußboden des Aborts zu desinfizieren?.

644. Wie sind die von dem Kranken benutzten Waschbecken u. Badewannen zu desinfizieren?

645. Wie sind Zahn- und Nagelbürsten zu desinfizieren?

646. Was hat mit Eß- und Trinkgeschirr zu geschehen?

647. Wie ist mit der getragenen Leibwäsche sowie gebrauchten Handtüchern zu verfahren?

648. Unter welchen Umständen können auch noch andere als die aufgeführten Gegenstände einer Schlußdesinfektion unterzogen werden?

649. In welchen Fällen werden weitergehende Maßnahmen in Betracht kommen?

650. Worauf wird sich in solchen Fällen die Desinfektion zu erstrekken haben?

Antwort:

643. Sie sind mittels Lappen, die mit 5% iger Kresolseifenlösung oder 2%iger Sagrotanlösung oder 1%iger Rohchloraminlösung getränkt sind, abzuwaschen.

644. Sie sind mit 5%iger Kresolseifen- oder 2%iger Sagrotanlösung oder 1%iger Rohchloraminlösung auszuscheuern.

645. Sie sind 2 Stunden lang in eine 2%ige Sagrotan- oder 1%ige Formaldehydlösung zu legen und dann mit Wasser gründlich nachzuspülen.

646. Es ist 15 Minuten lang in Wasser oder 2%iger Sodalösung auszukochen. Messer, Gabeln und sonstige Geräte, die das Auskochen nicht vertragen, sind für 2 Stunden in 2%ige Sagrotan- oder 1%ige Formaldehydlösung zu legen und dann mit Wasser nachzuspülen und trocken zu reiben.

647. Sofern sie nicht im Dampfapparat desinfiziert werden, sind sie auszukochen oder für 2 Stunden in 5%ige Kresolseifenlösung oder 2%ige Sagrotanlösung zu legen und dann wie gewöhnlich zu waschen. Sofern es sich um weiße Wäsche handelt, kann sie auch für wenigstens 2 Stunden in 1%ige Rohchloraminlösung gelegt werden.

648. Dann, wenn vom Arzt oder beamteten Arzt weitergehende Maßnahmen für erforderlich erklärt werden.

649. In solchen Fällen, wo die Gefahr der Weiterverbreitung der Krankheit ungewöhnlich groß ist, wie in Lebensmittelbetrieben, in Pensionaten, in überfüllten und besonders in unsauberen Wohnungen.

650. Auf die Desinfektion des ganzen Krankenzimmers und der in ihm enthaltenen Gegenstände, möglichst unter Zuhilfenahme der Dampfdesinfektion.

c) Die Schlußdesinfektion bei Tuberkulose[1]).

651. Welche zwei verschiedene Fälle unterscheidet man mit Bezug auf die Art der Ausführung der Schlußdesinfektion bei Tuberkulose?

651. 1. Den Fall, daß der Kranke in ein Krankenhaus überführt oder verstorben ist;
2. den Fall, daß der Kranke seine Wohnung gewechselt hat.

---

[1]) Die Schlußdesinfektion bei Tuberkulose hat möglichst unter Zuhilfenahme der Formaldehyd- und Dampfdesinfektion zu erfolgen.

Frage:	**Antwort:**
652. Worauf hat sich die Schlußdesinfektion zu erstrecken, sofern der Kranke in ein Krankenhaus überführt oder verstorben ist?	**652.** Sie hat sich auf alle Gegenstände zu erstrecken, die mit Auswurfteilchen verunreinigt sein können, ausgenommen die Gegenstände, welche während der letzten Zeit der Krankheit bereits zuverlässig desinfiziert sind.
653. Was ist vor allem bei der Schlußdesinfektion zu berücksichtigen?	**653.** Das Bett.
654. Wie ist mit den Überzügen der Betten und den Bettlaken zu verfahren?	**654.** Die Überzüge des Bettes und die Bettlaken sind abzuziehen, auszukochen oder für 4 Stunden in 5%ige Parmetollösung[1]) oder 6%ige Rohchloraminlösung[1]) zu legen; nachher in Wasser zu spülen.
655. Wie sind Betten, Matratzen und Strohsäcke zu desinfizieren?	**655.** Sie sind herauszunehmen, und sofern sie nicht im Dampfapparat desinfiziert werden, sind sie mit 5%iger Parmetol- oder 5%iger Sagrotanlösung[1]) gründlich abzureiben oder abzubürsten.
656. Wie ist mit der Bettstelle, dem Nachttisch und anderen im Bereich des Kranken befindlichen Gegenständen sowie mit der Wandfläche in der Nähe des Bettes zu verfahren?	**656.** Alle diese Gegenstände sowie die Wandfläche in der Nähe des Bettes sind mit 5%iger Parmetollösung oder 6%iger Rohchloraminlösung abzuwaschen, abzureiben bzw. zu befeuchten.
657. Was hat mit dem Fußboden und den Scheuerleisten des Krankenzimmers zu geschehen?	**657.** Sie sind ebenfalls mit 5%iger Parmetol- oder 6%iger Rohchloraminlösung aufzuwischen.
658. Wie sind der Waschtisch und seine Ausrüstung zu desinfizieren?	**658.** Der Waschtisch und seine Ausrüstung sind mit 5%iger Parmetol- oder 6%iger Rohchloraminlösung auszuscheuern.
659. Wie ist mit Zahn- und Nagelbürsten zu verfahren?	**659.** Sie sind 4 Stunden in 5%ige Parmetol- oder 6%ige Rohchloraminlösung zu legen und dann gründlich mit Wasser nachzuspülen.
660. Wie sind die während der Krankheit getragenen Kleider zu desinfizieren?	**660.** Sie werden am sichersten im Dampfapparat desinfiziert. Daher ist längere Zeit vom Kranken getragene, voraussichtlich stärker infizierte Kleidung in der Dampfdesinfektionsanstalt von Tuberkelbazillen zu befreien. Sofern kein Dampfapparat zur Verfügung steht, müssen die Kleider, namentlich die Tascheneingänge, mit 5%iger Parmetol- oder 5%iger Sagrotanlösung gründlich abgerieben und abgebürstet werden.
661. Wie können getragene Leibwäsche, gebrauchte Taschentücher und Handtücher desinfiziert werden?	**661.** Sofern sie nicht stark beschmutzt sind, können sie im Dampfapparat oder durch $\frac{1}{2}$ Std. langes Auskochen desinfiziert werden. Im übrigen sind sie für 4 Stunden in 5%ige Parmetol- oder in 5%ige Sagrotanlösung einzulegen. (Steht eine längere Einwirkungszeit zur Verfügung, so können sie auch in 2%ige Parmetol- oder 2%ige Sagrotanlösung für 10 Stunden eingelegt werden.)

---

[1]) An Stelle der 5%igen Parmetol- und 6%igen Rohchloraminlösung können 5%ige Alkalysollösung (riecht stark nach Kresol), an Stelle von 5%iger Sagrotanlösung 5%ige Baktollösung verwendet werden.

Frage:	**Antwort:**
662. Wie können Eß- und Trinkgeschirr, Messer, Gabeln und Löffel desinfiziert werden?	**662.** Durch $^1/_2$ Stunde langes Kochen in Wasser oder 2%iger Sodalösung oder, wenn die Gegenstände das Auskochen nicht vertragen, durch Einlegen in 2%ige Sagrotan- oder 1%ige Formaldehydlösung für 4 Stunden mit nachherigem Abspülen in Wasser und gründlichem Abtrocknen.
663. Wir werden am zweckmäßigsten und sichersten alle noch nicht berücksichtigten Gegenstände, wie Wände, Türen, Fenster, Möbelflächen u. dgl. m. von lebenden Tuberkelbazillen befreit?	**663.** Durch eine gleichzeitige Raumdesinfektion mit Formaldehyd.
664. Worauf kann sich die Schlußdesinfektion beim Wohnungswechsel des Kranken im wesentlichen beschränken?	**664.** 1. Auf ein Scheuern des Fußbodens mit nachfolgendem Aufwischen mit 5%iger Parmetol- oder 6%iger Rohchloraminlösung in den von dem Kranken benutzten Räumen; 2. auf ein gründliches Befeuchten mit 5%iger Parmetol- oder 6%iger Rohchloraminlösung der an die Betten angrenzenden Teile der Wand, insbesondere an den Teilen, wo Spuren von Verunreinigung zu erkennen sind.
665. Was hat frühestens 4 Stunden nach der Desinfektion mit 5%iger Parmetol- oder 6%iger Rohchloraminlösung noch zu erfolgen?	**665.** Eine gründliche Reinigung mit Seife und heißer Sodalösung, die auch auf die übrigen Wohnungsteile auszudehnen ist. (Mit Bezug auf letztere kann diese als ausreichende Desinfektion angesehen werden.)

d) Die Schlußdesinfektion bei Körnerkrankheit, Kindbettfieber und sonstigen Wundinfektionskrankheiten.

666. Wann kann auf eine Schlußdesinfektion bei Körnerkrankheit verzichtet werden?	**666.** Wenn nach ärztlichem Gutachten die laufende Desinfektion ordnungsmäßig durchgeführt worden ist.
667. Wie sind andernfalls die benutzten Handtücher und Taschentücher, die Bett- und Leibwäsche des Kranken zu desinfizieren?	**667.** Sie sind 2 Stunden lang in Gefäße mit 5%iger Kresolseifenlösung oder 2%ige Sagrotanlösung so zu legen, daß sie vollständig von der Flüssigkeit bedeckt sind.
668. Wie sind die von den Kranken benutzten Waschgeräte zu behandeln?	**668.** Sie sind mit 5%iger Kresolseifenlösung oder 2%iger Sagrotanlösung auszuscheuern.
669. Was hat mit Zahn- und Nagelbürsten zu geschehen?	**669.** Sie sind für 2 Stunden in 2%ige Sagrotan- oder 1%ige Formaldehydlösung zu legen und dann mit Wasser gründlich nachzuspülen.
670. Wann kann auch bei Kindbettfieber auf eine Schlußdesinfektion verzichtet werden?	**670.** Wenn eine vorschriftsmäßige laufende Desinfektion stattgefunden hat (s. Nr. 555 bis 564).
671. Ist bei einer der sonstigen Wundinfektionskrankheiten für gewöhnlich eine Schlußdesinfektion erforderlich?	**671.** Nein.

e) Die Schlußdesinfektion bei Milzbrand, Papageienkrankheit und Rotz.

Frage:	Antwort:
672. Wie hat sich der Desinfektor oder Pfleger zu verhalten, wenn er bei einem Falle von Milzbrand oder Rotz, die beim Menschen sehr selten auftreten, eine Schlußdesinfektion vornehmen soll?	**672.** Er muß für den einzelnen Fall von dem zuständigen Amtsarzt besondere Anweisungen einholen.
673. Warum müssen bei diesen beiden Krankheiten die auszuführenden Desinfektionsmaßnahmen jeweils dem einzelnen Fall angepaßt sein?	**673.** Weil diese beiden Krankheiten in verschiedenen Formen (s. Nr. 565 bis 571) auftreten können.
674. Wie hat der Desinfektor oder Pfleger eine Schlußdesinfektion wegen Papageienkrankheit auszuführen?	**674.** Wie bei einem Fall von Lungenpest nach erbetener näherer Anweisung des Amtsarztes bzw. beamteten Tierarztes.

Die Formaldehyddesinfektion.

Frage:	Antwort:
675. Welche Art der Schlußdesinfektion hat einer Formaldehyddesinfektion in jedem Falle vorauszugehen?	**675.** Eine chemisch-mechanische Schlußdesinfektion.
676. Welcher Apparat wird meist zur Verdampfung des Formalins benutzt?	**676.** Der sog. Breslauer Apparat (nach Prof. Flügge).
677. Woraus besteht der Breslauer Apparat?	**677.** Aus einem Kessel, der zur Aufnahme der erforderlichen Formalin- und Wassermengen dient, aus einer Spirituslampe und einem Gestell für Kessel und Lampe.
678. Woraus besteht der Ammoniakentwickler?	**678.** Aus einem Kessel, der zur Aufnahme der erforderlichen Ammoniakmenge dient, aus einer Spirituslampe und einem Gestell für Kessel und Lampe.
679. Mit welchem Verfahren kann Formaldehyd auch ohne Anwendung eines besonderen Apparates entwickelt werden?	**679.** Mit dem **Formalin-Kaliumpermanganatverfahren** und dem **Paraform-Kaliumpermanganatverfahren.**
680. Weshalb haben die apparatlosen Verfahren keine allgemeine Verwendung gefunden?	**680.** Weil sie sich bei häufigerer Anwendung erheblich teurer stellen als die Apparatverfahren.
681. Woraus besteht der Arbeitsanzug des Desinfektors?	**681.** Aus einer Bluse aus Leinwand, einer Hose aus Leinwand, einer Leinwandmütze mit vorderem und hinterem Schirm, aus einem Paar Stiefel aus wasserdichter Leinwand mit Filzeinlagen.
682. Wann hat der Desinfektor seinen Arbeitsanzug anzulegen?	**682.** Vor dem Betreten des zu desinfizierenden Raumes.

Frage:	**Antwort:**
683. Wie schützt sich der Desinfektor vor Ansteckung?	**683.** Er trägt während der ganzen Dauer der Desinfektion einen an einem Gummibande befestigten, vorher angefeuchteten Schwamm, oder ein angefeuchtetes Tuch vor Mund, und Nasenlöchern.
684. Was hat der Desinfektor vor dem Betreten des zu desinfizierenden Raumes noch zu tun?	**684.** Er hat die desinfizierenden Lösungen in der vorgeschriebenen Art und in der voraussichtlich nötigen Menge für die chemisch-mechanische Desinfektion zu bereiten.
685. Wieviel Liter der desinfizierenden Lösungen sind zu bereiten?	**685.** Je nach Erfordernis 6 bis 20 l.
686. Worin ist die Lösung zu bereiten?	**686.** In den mitgebrachten Eimern.
687. Wozu hat der Desinfektor die desinfizierenden Lösungen (meist 5%ige Kresolseifenlösung bzw. 2%ige Sagrotanlösung) bei der Desinfektion des Krankenzimmers zu verwenden?	**687.** 1. Zum Einlegen von waschbaren Kleidungsstücken, Bettbezügen und beschmutzter Wäsche; 2. zum Abwaschen der Lagerstellen und ihrer Umgebung, zum Abwaschen beschmutzter Stellen des Fußbodens, der Wände, Türen, Möbel, Fensterrahmen usw.; 3. zur Desinfektion von Plüsch- und ähnlichen Möbelbezügen, Pelz-, Leder- und Gummisachen, Holz- und Metallteilen usw.
688. Welchen Apparat kann der Desinfektor mit Vorteil benutzen, wenn es sich darum handelt, Lagerstellen, Wände, Türen, Möbelflächen u. dgl. mit einer desinfizierenden Lösung abzuwaschen oder Plüsch- und ähnliche Möbelüberzüge, Pelz- und Lederteile u. dgl. mit einer solchen zu befeuchten?	**688.** Eine geeignete Desinfektionsspritze[1]), die eine feine Zerstäubung der desinfizierenden Lösung gestattet.
689. Worauf ist nach der gründlichen Befeuchtung der besprengten Gegenstände noch zu achten?	**689.** Darauf, daß die befeuchteten Gegenstände mit feuchten Lappen gründlich nachgerieben bzw. mit feuchter Bürste gründlich nachgebürstet werden.
690. Welche desinfizierenden Lösungen können mit der Desinfektionsspritze zerstäubt werden?	**690.** Kresolseifen-, Alkalysol-, Parmetol-, Sagrotan- und Chloraminlösungen.
691. Was hat bei der Desinfektion eines Raumes mit Formaldehyd zunächst zu geschehen?	**691.** Die Vorbereitung des Desinfektionsgutes.
692. In welcher Weise wird das Desinfektionsgut vorbereitet?	**692.** Es wird so vorbereitet, daß das Formaldehydgas die ausgiebigste Gelegenheit hat, mit den Krankheitskeimen in Berührung zu kommen.

---

[1]) Zu beziehen durch **Karl Stegemann**, Deutscher Desinfektionsdienst, Berlin-Zehlendorf, Mörchinger Str. 90.

Frage:	**Antwort:**
693. In welcher Weise verfährt man zu diesem Zwecke mit den Möbeln?	**693.** Die Bettstellen usw. werden von den Wänden abgerückt, die Schranktüren geöffnet, Schübe vollständig vorgezogen oder herausgenommen und an das betreffende Möbelstück angelehnt. Unter Möbel mit niedrigen Füßen werden an einer Seite Holzklötze geschoben.
694. Wie verfährt man zu dem nämlichen Zweck mit Betten, Decken, kleineren Teppichen und dgl.?	**694.** Sie werden an einem Gestell oder an Wäscheleinen so aufgehängt, daß sie nirgends aufliegen, und daß enge Falten nicht gebildet werden.
695. Wie werden die Betten, Kissen usw. aufgehängt?	**695.** Die Betten, Kissen usw. werden an den Zipfeln mit Bindfaden, der in 5%ige Kresolseifenlösung oder 2%ige Sagrotanlösung eingetaucht und wieder ausgewunden worden ist, umschlungen und damit freihängend befestigt.
696. Wie werden Kleider, beispielsweise Röcke und Blusen, der Einwirkung des Formaldehydgases ausgesetzt?	**696.** Man hängt sie über Kleiderbügel, klappt die Rockkragen auf und wendet die Taschen nach außen um.
697. Was hat mit vorgefundenen Taschentüchern zu geschehen?	**697.** Sie werden in 5%ige Kresolseifenlösung oder 2%ige Sagrotanlösung (gegebenenfalls in Rohchloraminlösung) gelegt.
698. Worauf ist bei der Vorbereitung des Desinfektionsgutes gleichzeitig Bedacht zu nehmen?	**698.** Daß die Gegenstände, die sich nicht zur Formaldehyddesinfektion eignen (Ausscheidungen des Kranken, Eß- und Trinkgeschirr u. dgl. mehr), auf die erforderliche Art desinfiziert, und daß gegebenenfalls die für die Dampfdesinfektion bestimmten Gegenstände in der gehörigen Weise verpackt werden.
699. Was hat der Desinfektor bei der Wohnungsdesinfektion mit Formaldehyd nach der Vorrichtung des Desinfektionsgutes zu tun?	**699.** Er hat den Raum sorgfältig abzudichten.
700. Was bezweckt die Abdichtung des Raumes?	**700.** Das Entweichen des Formaldehydgases möglichst zu verhindern.
701. Womit werden Fenster und Türen abgedichtet?	**701.** Fenster und Türen werden mit Wattestreifen, die in 5%ige Kresolseifenlösung oder 2%ige Sagrotanlösung getaucht und ausgedrückt sind, gedichtet.
702. Was geschieht mit Sprüngen in Fensterscheiben und Türen?	**702.** Sie sind mit Papier oder Kitt zu verkleben.
703. Wie werden Öfen gedichtet?	**703.** Die Ofentüren werden fest verschlossen, nachdem sie vorher mit Watte gedichtet worden sind. Grobe Sprünge in Öfen sind mit Papier oder Kitt zu verkleben. Bei eisernen Öfen ist es oft einfacher, das Rauchrohr abzunehmen, die Öffnung des Schornsteins zu verstopfen und dann mit Papier zu verkleben.

Frage:	**Antwort:**
704. Was geschieht mit Luftheizungs-, Ventilations- und anderen Öffnungen in den Wänden?	**704.** Sie müssen mit Papier oder Kitt verklebt oder mit angefeuchteter Tafelwatte abgedichtet werden.
705. Was ist endlich noch zu verstopfen?	**705.** Die Schlüssellöcher, bis auf dasjenige der Außentür.
706. Weshalb bleibt dieses Schlüsselloch frei?	**706.** Weil durch dieses Schlüsselloch das Rohr zum Einleiten des Ammoniaks gesteckt wird.
707. Wie erfährt man die für einen Raum erforderlichen **Formalin-, Wasser- und Spiritusmengen** beim Breslauer Verfahren?	**707.** Man ermittelt den Inhalt des Raumes und liest dann aus der dem Breslauer Apparat beigegebenen (in den Anlagen C und E dieses Leitfadens abgedruckten) Tabelle die erforderlichen Mengen ab.
708. Worauf hat der Desinfektor bezüglich des zu verwendenden Formalins unbedingt zu achten, da hiervon der Desinfektionserfolg abhängt?	**708.** Darauf, daß das zu verwendende Formalin einen Gehalt von 35% Formaldehyd besitzt.
709. Wie ist der Apparat in dem zu desinfizierenden Raume aufzustellen?	**709.** Er ist so aufzustellen, daß er ein Öffnen der Tür ermöglicht und daß ein freier Raum von mindestens $\frac{1}{2}$ m um den Apparat verbleibt, damit jede Feuersgefahr ausgeschlossen ist.
710. Wie ist zu verfahren, wenn wegen Überfüllung des Zimmers eine völlig feuersichere Aufstellung des Apparates nicht möglich ist?	**710.** Der Apparat ist außerhalb des Zimmers aufzustellen und das entwickelte Formaldehyd ist mit Hilfe der Schlauchverbindung und des Rohres der Blechrinne in das Zimmer zu leiten.
711. Welche Formalin-, Wasser- und Spiritusmengen sind bei der Aufstellung des Apparates außerhalb des Zimmers zu verwenden?	**711.** Wenigstens die doppelt so großen Mengen, als sie für die Desinfektion nach erfolgter Abdichtung des Zimmers angegeben sind.
712. Was hat der Desinfektor zu tun, wenn der Apparat außerhalb des Zimmers aufgestellt wird?	**712.** Er hat den Apparat so lange zu überwachen, bis der Spiritus verbrannt ist.
713. Unter welchen Umständen empfiehlt es sich sonst noch, den Apparat außerhalb des Zimmers aufzustellen?	**713.** Bei der Desinfektion wegen Pocken und Pest.
714. Was hat der Desinfektor vor dem Verlassen des für die Formaldehyddesinfektion hergerichteten Raumes noch zu tun?	**714.** Er hat noch seinen Arbeitsanzug aufzuhängen, den vorgebundenen Schwamm abzulegen und sich Gesicht, Bart und Hände gründlich mit 5%iger Kresolseifenlösung oder 2%iger Sagrotanlösung zu reinigen.
715. Wo verbleiben die bei der Desinfektion benutzten Gerätschaften?	**715.** Sämtliche Gerätschaften sind im Raume bis zur Beendigung der Desinfektion zu belassen.
716. Was hat nach dem Anzünden des Spiritus noch zu geschehen?	**716.** Die Tür ist noch von außen mit feuchten Wattestreifen abzudichten; der untere Türrand kann durch Vorlegen eines feuchten Handtuches geschlossen werden.

Frage:	**Antwort:**
717. Wann kann frühestens die Desinfektion (bei Anwendung von 5 g Formaldehydgas für je 1 cbm) bei dem Breslauer Verfahren als beendigt angesehen werden?	**717.** Frühestens 4 Stunden nach dem Anzünden des Spiritus.
718. Unter welchen Umständen soll die Einwirkung länger, womöglich 7 Stunden, dauern?	**718.** Wenn die Räume mit Gegenständen stark angefüllt bzw. überfüllt sind.
719. Was geschieht nach Beendigung der Desinfektion, um den stechenden Formaldehydgeruch zu beseitigen?	**719.** Es wird 25%iges Ammoniak eingeleitet.
720. Wie erfährt man die nötigen Ammoniak- und Spiritusmengen?	**720.** Aus der dem Apparate beigegebenen (in den Anlagen C und E dieses Leitfadens abgedruckten) Tabelle.
721. Wie wird die Einleitung der Ammoniakdämpfe in den Raum bewerkstelligt?	**721.** Der vor der Tür aufgestellte Ammoniakentwickler wird mit dem aus dem Schlüsselloch hervorragenden Rohr durch Schlauch verbunden.
722. Was hat der Desinfektor während der Ammoniakentwicklung zu tun?	**722.** Er hat den Ammoniakentwickler so lange zu überwachen, bis der Spiritus verbrannt ist.
723. Wann kann der Raum geöffnet werden?	**723.** 1 Stunde nach Beendigung der Ammoniakentwicklung.
724. Was hat der Desinfektor hierauf zu tun?	**724.** Die in die Desinfektionsflüssigkeit eingelegte Wäsche ist in Wasser auszuwaschen. Die Gerätschaften, wie Bürste, Schrubber, Schwamm usw., sind in 5%ige Kresolseifenlösung oder 2%ige Sagrotanlösung zu legen und darauf in Wasser zu reinigen.
725. Was hat der Desinfektor schließlich noch zu tun?	**725.** Er hat eine gründliche Reinigung der Räumlichkeiten mit einer reichlichen Menge heißen Seifenwassers und eine ausgiebige Lüftung vorzunehmen. Polierte Möbel und Metallteile hat er mit trockenen Tüchern abzureiben. Alsdann hat er die Gegenstände wieder einzuordnen.
726. Was hat mit den zur Reinigung und Desinfektion verwendeten Flüssigkeiten zu geschehen?	**726.** Sie sind in den Abort zu schütten.

Die Dampfdesinfektion.

727. Wie ist eine Dampfdesinfektionsanstalt eingerichtet?	**727.** Eine Dampfdesinfektionsanstalt zerfällt in zwei Hauptteile: in die sog. unreine Seite, in der die zu desinfizierenden Gegenstände angefahren werden (Beladeraum), und in die sog. reine Seite, wo die desinfizierten Gegenstände bis zur Abfahrt lagern (Entladeraum). Zwischen den beiden Seiten ist meist noch ein Baderaum für den Desinfektor eingeschaltet.

Frage:	**Antwort:**
728. Wie ist der Dampfdesinfektionsapparat in der Anstalt aufgestellt?	**728.** Der Dampfdesinfektionsapparat ist so zwischen den beiden Abteilungen der Anstalt aufgestellt, daß die eine Tür sich nach dem Beladeraum, eine zweite nach dem Entladeraum hin öffnet.
729. Für welche Art von Wasserdampf sind die meisten Dampfdesinfektionsapparate eingerichtet?	**729.** Für ungespannten (freiströmenden) bzw. sehr wenig gespannten Dampf von 100 bis 104° C.
730. Wie ist das in die Dampfdesinfektionsanstalt zu befördernde Gut zum Transport vorzubereiten?	**730.** Sämtliche zur Dampfdesinfektionsanstalt zu befördernden Gegenstände müssen in besondere Umhüllungen eingeschlagen (verpackt) werden.
731. Wie geschieht das Verpacken der Gegenstände, wie Matratzen, Betten und Kissen, in die Umhüllungen?	**731.** Die Gegenstände werden in mitgebrachte, mit 5%iger Kresolseifenlösung oder 2%iger Sagrotanlösung befeuchtete Tücher eingeschlagen und dann in trockene Umhüllungen gesteckt, welch letztere sorgfältig zuzuschnüren sind.
732. Wie werden kleinere Stücke wie Wäsche, Kleider u. dgl. verpackt?	**732.** Sie werden in derselben Weise nach vorherigem Einschlagen in mit 5%iger Kresolseifenlösung oder 2%iger Sagrotanlösung befeuchtete Tücher in trockene Beutel oder Säcke verpackt.
733. Was ist bei der Verpackung zu berücksichtigen?	**733.** Reine Wäsche ist von beschmutzter, feuchte Wäsche von trockener getrennt zu verpacken. Kleider sind besonders einzuschlagen.
734. Wie ist mit Teppichen, Decken und Läufern zu verfahren?	**734.** Dieselben sind zu rollen und dann in mit 5%iger Kresolseifenlösung oder 2%iger Sagrotanlösung angefeuchtete Hüllen zu verpacken.
735. Was darf mit den für die Desinfektionsanstalt bestimmten Gegenständen vor dem Transport nicht geschehen?	**735.** Sie dürfen nicht ausgeklopft werden.
736. Was hat der Desinfektor im Verlaufe des Einpackens der Gegenstände zu tun?	**736.** Er hat über die zur Dampfdesinfektionsanstalt zu befördernden Gegenstände auf besonderen Formularen 2 Verzeichnisse anzufertigen, von denen das eine für den Eigentümer, das andere für die Anstalt bestimmt ist.
737. Auf welche Weise werden die verpackten Gegenstände zur Anstalt gebracht?	**737.** In einem gut schließenden, innen mit Blech ausgeschlagenen besonderen Transportwagen.
738. Was hat der mit der Bedienung des Dampfapparates beauftragte Desinfektor nach Ankunft des Transportwagens zu tun?	**738.** Er legt sich einen reinen Arbeitsanzug an und bringt die zu desinfizierenden Gegenstände aus dem Transportwagen in den Desinfektionsapparat.
739. Worauf ist beim Beladen des Apparates zu achten?	**739.** Daß die Gegenstände so locker verteilt werden, daß der Dampf von allen Seiten leichten Zutritt hat. —
740. Welche Gegenstände können im Dampfapparate in ihren Hüllen verbleiben?	**740.** Gerollte Teppiche, Bettvorlagen und Läufer.

Frage:	Antwort:
741. Was hat mit den übrigen Gegenständen wie Matratzen, Betten, Kissen, Kleidungsstücken, Decken usw. vor dem Hineinbringen in den Dampfapparat noch zu geschehen?	**741.** Die Gegenstände sind aus den Hüllen herauszunehmen und nochmals auf Absonderungen des Kranken zu untersuchen. Beschmutzte Stellen sind vor dem Hineinbringen in den Apparat mit 5%iger Kresolseifenlösung oder 2%iger Sagrotanlösung auszuwaschen.
742. Wie sind Kleidungsstücke, Decken u. dgl. im Dampfapparate unterzubringen?	**742.** Sie müssen in dem Apparat frei aufgehängt werden, um die Bildung von Kniffen zu vermeiden. Die Kleidungsstücke sind über Kleiderbügel aufzuhängen (wobei der oberste Knopf zu schließen ist) und zum Schutze gegen Tropfwasser mit Tüchern zu umhüllen.
743. Woraufhin sind die Kleidungsstücke vor dem Einbringen in den Apparat noch zu untersuchen?	**743.** Sie sind daraufhin zu untersuchen, ob in den Taschen nicht Gegenstände vorhanden sind, welche dem Dampf nicht ausgesetzt werden dürfen.
744. Was geschieht nach der Unterbringung der Gegenstände in den Apparat?	**744.** Der Apparat wird sorgfältig geschlossen und es wird dafür Sorge getragen, daß er in der vorgeschriebenen Weise mit Dampf beschickt wird.
745. Wovon hängt die Bedienungs- und Betriebsweise der einzelnen Apparate ab?	**745.** Von der Konstruktion und der Größe der betreffenden Apparate.
746. Welche 3 Abschnitte kann man bei der Bedienung eines modernen Dampfapparates unterscheiden?	**746.** 1. Die „Vorwärmung“ der Gegenstände, 2. den eigentlichen Desinfektionsprozeß, 3. die „Nachtrocknung“ der Gegenstände.
747. Welchen Zweck hat die Vorwärmung der Gegenstände in dem Apparate?	**747.** Durch die Vorwärmung soll die Bildung von Niederschlagswasser vermieden werden, das entsteht, wenn der heiße Wasserdampf in den kalten Apparat einströmt und mit den kalten Gegenständen in Berührung kommt.
748. Wodurch wird die Vorwärmung der Gegenstände bewirkt?	**748.** Dadurch, daß man den Dampf zunächst „indirekt“ in den in dem Apparate befindlichen Rippenheizrohren oder in einem Doppelmantel strömen läßt, bis eine Temperatur von 50 bis 60° C im Inneren des Apparates erreicht ist.
749. Was geschieht nach der Vorwärmung der Gegenstände?	**749.** Der Dampf wird jetzt „direkt“ als sog. Sprühdampf in den inneren eigentlichen Desinfektionsraum (in den meisten Apparaten von oben nach unten) eingeleitet, und zwar zunächst bei geöffneter Dampfabzugsklappe.
750. Wann kann die Dampfabzugsklappe geschlossen werden und damit der eigentliche Desinfektionsprozeß beginnen?	**750.** Sobald das Thermometer im Dampfabzugsrohr am Boden des Apparates 100° C angezeigt hat und dann noch einige Minuten kräftig abgeströmt ist.
751. Auf welche Weise wird angezeigt, daß im Innern der Gegenstände die erforderliche Temperatur von wenigstens 100° C erreicht ist?	**751.** Durch ein elektrisches Klingelthermometer, das an einer dem Dampf schwer zugänglichen Stelle, z. B. zwischen Betten u. dgl., eingepackt wird.

Frage:	**Antwort:**
752. Welche elektrische Klingelthermometer werden zweckmäßig benutzt?	**752.** 1. Solche, bei denen eine bei 100° C schmelzende Metallegierung einen elektrischen Strom schließt; 2. das Stuhl-Lautenschlägersche Quecksilber-Kontaktthermometer, durch welches bei 100° C und darüber ein elektrischer Strom geschlossen wird.
753. Auf welche Weise kann sonst noch festgestellt werden, daß die Temperatur von wenigstens 100° C im Innern der Gegenstände erreicht war?	**753.** 1. Durch Maximumthermometer, das sind Quecksilberthermometer, welche die höchste erreichte Temperatur anzeigen; 2. durch das Stichersche Kontrollröhrchen (Glasröhrchen, in welchem ein bei 100° schmelzender Körper [Phenanthren] eingeschlossen ist). Das Röhrchen befindet sich noch in einer zweiten Glashülle, die das Eindringen der Temperatur von 100° um 10 Minuten verzögert. Eine Lageveränderung des eingeschlossenen Körpers zeigt demnach an, daß eine Temperatur von 100° wenigstens 10 Minuten eingewirkt hat.
754. Wie lange soll der Dampf im allgemeinen einwirken?	**754.** Er soll, nachdem er eine Temperatur von 100° C an dem Thermometer des Apparates angezeigt hat, noch $^1/_2$ bis 1 Stunde einwirken bzw. eindringen.
755. Wovon hängt die Eindringungsdauer des Dampfes in die Gegenstände hauptsächlich ab?	**755.** Von der Konstruktion des Apparates, der Dicke der Gegenstände und der Dichte der Packung.
756. Was hat nach der entsprechend langen Einwirkung des Dampfes noch zu erfolgen?	**756.** Es hat noch die „Nachtrocknung“ der desinfizierten Gegenstände zu erfolgen, die in entsprechender Weise wie die Vorwärmung, aber unter gleichzeitiger Öffnung der Ventilationsklappen vorzunehmen ist.
757. Was hat nach beendeter Desinfektion zu geschehen?	**757.** Der Apparat wird auf der „reinen“ Seite geöffnet, die desinfizierten Gegenstände werden herausgenommen und ausgebreitet.
758. Auf welche Weise werden die in der Desinfektionsanstalt desinfizierten Gegenstände in die Wohnung zurückbefördert?	**758.** In einem besonderen, nur für desinfizierte Gegenstände bestimmten Transportwagen.
759. Wie wird der zur Abholung unreiner Gegenstände dienende Transportwagen desinfiziert?	**759.** Durch Scheuern mit 5%iger Kresolseifenlösung oder 2%iger Sagrotanlösung.

Frage:	**Antwort:**
760. Auf welche Weise kann sich der Desinfektor einen Dampfapparat im Notfalle selbst herstellen?	**760.** Indem er eine saubere Tonne über einen Waschkessel stülpt. Der Boden der Tonne muß entfernt und an Stelle desselben ein Lattenrost vorhanden sein. Im Deckel derselben befindet sich zweckmäßig ein Loch, durch welches ein Thermometer gesteckt wird. In der Tonne sind geeignete Vorrichtungen zum Befestigen der zu desinfizierenden Gegenstände anzubringen. Die Fuge zwischen Kessel und Tonne muß mit Lehm oder nassen Lappen abgedichtet werden, damit hier kein Wasserdampf entweichen kann.
761. In welchen Apparaten kann man Operations- und sonstige ärztliche Instrumente, Verbandstoffe, Operationswäsche usw. sterilisieren oder keimfrei machen, d. h. an ihnen haftende, sehr widerstandsfähige Keime (Bakteriensporen) abtöten?	**761.** In sog. Hochdrucksterilisatoren oder Autoklaven.
762. Welchen Überdruck bzw. welche Temperatur muß dieser unter Druck stehende, gespannte Wasserdampf besitzen?	**762.** Er muß einen Überdruck von 1 Atmosphäre (1 atü) und eine Temperatur von 120° C besitzen.
763. Wie lange muß die Einwirkungszeit dieses hochgespannten Dampfes auf die zu sterilisierenden Gegenstände in dem Autoklaven dauern?	**763.** Je nach dem zu sterilisierenden Gegenstande 15 bis 45 Minuten.
764. Wonach hat sich der Desinfektor zu erkundigen, wenn er die Schlußdesinfektion einer Wohnung vornehmen soll?	**764.** Nach der Art der ansteckenden Erkrankung und der Durchführung der laufenden Desinfektion.
765. Warum muß der Desinfektor von der Art der Erkrankung und der Durchführung der laufenden Desinfektion unterrichtet sein?	**765.** Weil es davon abhängt, ob überhaupt und in welchem Umfange eine Schlußdesinfektion stattzufinden hat.
766. Welche Arten der Schlußdesinfektion unterscheidet man?	**766.** 1. Eine chemisch-mechanische Schlußdesinfektion hauptsächlich mit 5%iger Kresolseifenlösung oder 2%iger Sagrotanlösung, die bei den meisten übertragbaren Krankheiten vorgeschrieben ist (Anlage B); 2. eine Schlußdesinfektion unter Zuhilfenahme der Formaldehyddesinfektion neben einer chemisch-mechanischen Desinfektion (Anlage C); 3. eine Schlußdesinfektion unter Zuhilfenahme der Dampfdesinfektion neben einer chemisch-mechanischen Desinfektion (Anlage D); 4. eine Schlußdesinfektion unter Zuhilfenahme der Formaldehyd- und Dampfdesinfektion neben einer chemisch-mechanischen Desinfektion (Anlage E).

IV. Die Bekämpfung und Vernichtung der wichtigsten, Krankheiten übertragenden Schädlinge (Entwesung).

Man kann dabei unterscheiden:

A. Körperungeziefer (Läuse, Wanzen, Flöhe).

B. Schädliche Insekten (Stechmücken, Fliegen, Schaben).

C. Schädliche Kleintiere (Ratten, Mäuse).

Jede Bekämpfung muß der Eigenart des Schädlings angepaßt sein; sie muß vor allem seine Lebensgewohnheiten berücksichtigen.

A. Die Vernichtung des Körperungeziefers.

1. Die Entlausung.

Man unterscheidet drei Arten von Läusen: Kleiderläuse, Kopfläuse und Filzläuse. Die wichtigsten unter ihnen sind die Kleiderläuse, da sie außer dem Rückfallfieber, das Fleckfieber, eine der schwersten Infektionskrankheiten übertragen. Die Krankheitsübertragung erfolgt immer über Mensch—Laus—Mensch. Beim Blutsaugen an einem Fleckfieberkranken gelangen die Erreger in die Laus, vermehren sich in ihr und werden dann später auf andere gesunde Menschen übertragen. Dabei ist zu beachten, daß die Ansteckung des Menschen für gewöhnlich nicht durch den Stich der Laus selbst erfolgt, sondern durch die Verunreinigung der Stichwunde oder von Kratzwunden — die Läusestiche jucken sehr stark — mit dem Läusekot oder dem Darminhalt zerdrückter Läuse.

Die Kleiderlaus lebt hauptsächlich in Kleidungsstücken und in der Leibwäsche, kommt aber auch in Bettwäsche, Matratzen u. dgl. vor. Die Eiablage erfolgt an Nähten, Kleider- und Wäschefalten, unter Knöpfen und an sonstigen geschützten Stellen. Nach 6 bis 8 Tagen schlüpfen die Larven aus, die sofort Blut saugen. Ungefähr 16 Tage nach dem Ausschlüpfen sind sie geschlechtsreif. Die Entwicklungsdauer vom Ei bis zum geschlechtsreifen Tier beträgt 3 bis 4 Wochen. Die Läuse verhungern ohne Nahrung nach etwa 10 Tagen. Die Eier (Nissen) bleiben, besonders bei niedriger Temperatur, wochenlang entwicklungsfähig. Im allgemeinen ist nach 40 tägiger Aushungerung anzunehmen, daß sämtliche Läuse, auch die in der Zwischenzeit ausgeschlüpften, zugrunde gegangen sind.

Zur Vertilgung der Läuse hat sich in den letzten Jahren ein chemisches Präparat als äußerst wirksam erwiesen, das sich auch bei der Bekämpfung verschiedener anderer schädlicher Insekten, wie Mücken, Fliegen usw. glänzend bewährt hat. Es ist daher angezeigt, auf das aufsehenerregende, noch weitere Bedeutung gewinnende Präparat an dieser Stelle näher einzugehen.

Es ist das unbestreitbare Verdienst der in den Laboratorien der bekannten Chemischen Fabrik J. R. Geigy in Basel tätigen Schweizer Forscher, die insektentötende Eigenschaft des chemischen Körpers Dichlordiphenyltrichlormethylmethan (DDT) erkannt zu haben. Das DDT ist eine weißliche, kristalline, in Wasser unlösliche Substanz, die in Pulverform als Puder oder gelöst in Ölen, Benzol, Azeton u. dgl. oder als Emulsion in den Handel kommt. Es ist die Wirksubstanz der von der Firma Geigy unter der Sammelbezeichnung „Gesarol-Neocid" in den Handel gebrachten Schädlingsbekämpfungsmittel, und zwar „Gesarol" für den Pflanzenschutz und „Neocid" für die in der Menschen- und Tierhygiene interessierenden Schädlingsbekämpfungsmittel. Nach dem Vorgang der Amerikaner werden alle insektentötenden Produkte, welche die obige Wirksubstanz oder verwandte Wirksubstanzen enthalten, als DDT-Präparate bezeichnet.

Je nach dem Verwendungszweck ist in den DDT-Präparaten die Wirksubstanz mit verschiedenen Trägerstoffen, Lösungsmitteln usw. kombiniert, wodurch die bestmögliche Wirksamkeit gewährleistet wird. Die DDT-Präparate haben verschiedene Eigenschaften, welche sie zu sehr vielseitigen, unübertroffenen Ungeziefer- bzw. insektentötenden Mitteln gemacht haben; diese sind folgende:

1. Das DDT ist kein Fraß-, sondern ein Kontaktgift, d. h., daß schon die bloße Berührung der Insekten mit der Wirksubstanz genügt, um eine tödlich endende Vergiftung herbeizuführen.

2. Es entfaltet eine Dauerwirkung, da das Präparat seine Wirksamkeit während Wochen und Monaten beibehält.

3. Die Giftigkeit der Wirksubstanz für den Menschen, für Säugetiere und Fische ist so gering, daß die daraus hergestellten DDT-Präparate als praktisch ungiftig zu bezeichnen sind.

Ihre Feuerprobe haben die DDT-Präparate während des zweiten Weltkrieges und nach demselben während der Wanderungen und Umsiedlungen der Millionenheere von Flüchtlingen aus Osteuropa und Ostdeutschland bestanden. Denn diesem Wundermittel allein haben wir es zu verdanken, daß wir von verheerenden Ausbrüchen einer der gefürchtetsten Kriegs- und Hungerseuchen, dem Fleckfieber, verschont geblieben sind.

Da die Neocidpräparate der Firma Geigy infolge der in Deutschland noch bestehenden Handelsbeschränkungen und Devisenschwierigkeiten schwer erhältlich sind, empfiehlt es sich, die nachstehend genannten gleichwertigen deutschen Präparate, welche zum Teil chemisch dem DDT nicht genau entsprechen, zu verwenden.

Der Neocid-Puder, das Läusepulver der Firma Schering A.-G., der Lucex-Läusepuder[1]), der Läusepuder „Höchst[2]”) und andere DDT-Läusepuder sind insofern souveräne Entlausungsmittel, als mit denselben Massenentlausungen unter den ungünstigsten äußeren Umständen ohne nennenswerte Belästigung für die zu entlausenden Personen sowie billig für die Verwaltung durchgeführt werden können.

Bezüglich der Durchführung der Entlausung hat man zu unterscheiden zwischen dem einfachen Verfahren bei der Massenentlausung mittels des „DDT“-Puders und dem Entlausungsverfahren bei Fällen von Fleckfieber, Fleckfieberverdacht oder bei anscheinend gesunden Menschen der Umgebung solcher Fälle, also bei ansteckungsverdächtigen Personen.

a) Die einfache Entlausung.

Bei diesem Verfahren geschieht die Entlausung durch Bepudern mit DDT-Puder. Zur Vernichtung der Kleiderläuse wird die ganze Unterwäsche sowie die Innenseite der Kleider gründlich mit dem Puder eingestäubt, einschließlich der Strümpfe, wobei Nähte und Taschen besonders zu beachten sind; nicht zu vergessen sind Hosenträger, Strumpfhalter und -gürtel usw. Der Puder haftet gut an Wolle, Baumwolle und Leinwand, insbesondere, wenn er gut eingerieben wird.

---

[1]) Lucex-Läusepuder wird von der Firma Farbenindustrie in Leverkusen hergestellt.

[2]) Der Läusepuder „Höchst“ wird von der Firma Farbwerke Höchst in Frankfurt (Main)-Höchst hergestellt.

Kopf- und Filzläuse werden durch kräftiges Einpudern der befallenen Partien bekämpft. Hierbei muß der Puder zwischen die Haare und auf dem Haarboden leicht einmassiert werden. Das Tragen eines Kopfverbandes nach der Einpuderung ist nicht notwendig.

Die Wirkung des Puders zeigt sich schon nach kurzer Zeit am Nachlassen der Stechtätigkeit der Läuse. Bis zu ihrer völligen Abtötung vergehen etwa 12 bis 24 Stunden. Der Sicherheit halber ist die oben beschriebene Behandlung der drei Läusearten nach 10 Tagen zu wiederholen, um die noch aus den Nissen ausschlüpfenden Larven ebenfalls zu vernichten.

Der große Vorteil, den die DDT-Präparate über alle bisher geübten Verfahren der Entlausung bieten, liegt darin, daß sich die Maßnahmen auf die Behandlung der Leibwäsche und der am Leibe getragenen Kleidung beschränken lassen.

Ein weiterer Fortschritt in der Läusebekämpfung bei drohendem oder häufigerem Befall mit Kleiderläusen und somit in der Verhütung des Fleckfiebers ist dadurch gemacht worden, daß man Leibwäsche und Kleidungsstücke mit DDT-Emulsionen imprägnierte. Die so imprägnierte Kleidung und Unterkleidung behält ohne Belästigung für den Träger und auch ohne Schaden für die Stoffe etwa ein Vierteljahr ihre läusetötenden Eigenschaften bei, ohne sogar durch Waschen ihre Wirksamkeit zu verlieren. Hierher gehören die DDT-Präparate der ehemaligen I.G.-Farben, und zwar Gix[1]) und Lauseto „neu“[2]).

Dringend notwendig ist die Imprägnierung der Kleidung und Unterkleidung für Bedienungspersonal in Entwesungsanstalten und Pflegepersonal von Fleckfieberabteilungen.

b) Die mit gleichzeitiger Desinfektion verbundene Entlausung.

Dieses Verfahren ist anzuwenden, wenn es sich um die Durchführung von Entlausungsmaßnahmen beim Vorkommen von Fleckfieberfällen, Fleckfieberverdachtsfällen oder ansteckungsverdächtigen Fällen handelt.

Bis vor einigen Jahren war man noch der Ansicht, daß das Fleckfieber ausschließlich durch Läuse (Kleiderläuse) übertragen würde. Neuere Erkenntnisse haben uns jedoch belehrt, daß die im Läusekot befindlichen Fleckfiebererreger (die Rickettsien) nicht nur durch Kratzen und Jucken in die Haut des Menschen eingerieben werden können, sondern daß auch die in toten Läusen oder in trockenem Läusekot befindlichen Erreger bei Zimmertemperatur noch längere Zeit lebensfähig bleiben und so Veranlassung zu weiteren Infektionen geben können, sogar durch Einatmung feinster Läusekotstäubchen.

Wenn auch die letztere Gefahr der Übertragung gegenüber der durch lebende infizierte Läuse wesentlich zurücktritt, so muß doch jedenfalls bei Fleckfieberfällen, Verdachtsfällen oder ansteckungsverdächtigen Fällen nicht nur entlaust, sondern auch desinfiziert werden.

Um daher in einem Zuge zum Ziel zu kommen, wird man in diesen Fällen solche Mittel anwenden, die nicht nur entlausen, sondern gleichzeitig auch die Erreger abtöten, also desinfizieren. Diesem doppelten Zweck wird das DDT nicht gerecht, wohl aber einige flüssige chemische Mittel, die trockene Hitze, kochendes Wasser und der heiße Wasserdampf, richtig angewandt. Dagegen haben die läusetötenden hochgiftigen Gase, wie Blausäure und Äthylenoxyd, keine desinfizierende Wirkung.

---

[1]) Gix wird von der Firma Farbwerke Höchst in Frankfurt (Main)-Höchst hergestellt.
[2]) Lauseto „neu“ wird von der Firma Farbenindustrie in Leverkusen hergestellt.

Als chemische Desinfektionsmittel sind zu empfehlen 5%ige Kresolseifenlösung und 5%ige Lysollösung oder deren Austauschmittel der 5%ige Liquor Cresoli „Grünau" und die 5%ige Karbolsäurelösung.

Der Hitze kann man sich bedienen in der Form des Auskochens in Wasser, dem zweckmäßig 2% Soda zugesetzt ist, ferner des strömenden oder mäßig gespannten Wasserdampfes oder der trockenen Hitze in geeigneten Apparaten bei Temperaturen von 80 bis 85° bei einer Einwirkungszeit von 2 Stunden.

Bezüglich der Entlausung des Fleckfieberkranken, Fleckfieberverdächtigen oder Ansteckungsverdächtigen ist im einzelnen folgendermaßen zu verfahren:

Der zu Entlausende wird auf ein mit 5%iger Kresolseifenlösung getränktes Laken gestellt und zunächst seine Leibwäsche und Kleidung mit DDT-Pulver gründlich eingepudert. Alsdann soll sich der zu Entlausende, sofern er dazu in der Lage ist, selbst entkleiden. Seine Kleidungsstücke kommen in den Dampfdesinfektionsapparat oder Heißluftapparat. Die Leibwäsche wird für 2 Stunden in 5%ige Kresolseifenlösung oder 5%ige Karbolsäurelösung eingelegt; Schuhe und Ledersachen werden mit diesen Lösungen gründlich durchfeuchtet und später abgebürstet. Alsdann erfolgt die Entlausung des Körpers und der Kopfhaare wie in dem Frage-Antwortspiel Nr. 790 bis Nr. 800 beschrieben, auf das noch bezüglich der Einzelheiten verwiesen sei.

Der Gang einer Entlausung und Desinfektion von Räumen bei Fleckfieber ist aus der Anlage F ersichtlich.

Für die Entlausung bei Rückfallfieber gilt dasselbe wie bei Fleckfieber.

a) Die einfache Entlausung.

Frage:	**Antwort:**
767. Welche 2 Fälle hat man hinsichtlich der Durchführung der Entlausungsverfahren zu unterscheiden?	**767.** Man hat zu unterscheiden, ob es sich um Massenentlausungen, d. h. Entlausungen großen Maßstabes handelt, z. B. bei im Felde stehenden Truppenmassen, bei Massentransporten von gesunden Flüchtlingen, Umsiedlern usw., oder um Entlausungen beim Vorkommen von Fleckfieberfällen oder Fleckfieberverdachtsfällen und ansteckungsverdächtigen Personen ihrer Umgebung.
768. Auf welches einfache Verfahren kann sich der Desinfektor im ersteren Fall beschränken?	**768.** Auf das gründliche Einpudern der betreffenden Personen mittels DDT-Pulver.
769. Was ist DDT, was hat es für Eigenschaften und wie wird es verwendet?	**769.** DDT ist ein chemischer Körper, das Dichlordiphenyltrichlormethylmethan (abgekürzt DDT). Es ist eine weißliche, in Wasser unlösliche, in Ölen, Benzol, Azeton u. dgl. lösliche Substanz. Je nach dem beabsichtigten Zweck wird es in Pulverform, als Emulsion oder in Lösung verwendet.

Frage:	**Antwort:**
770. Wie geschieht die Entlausung (die Vernichtung der Kleider-, Kopf- und Filzläuse) nach dem einfachen Entlausungsverfahren mit DDT?	**770.** Zwecks Vernichtung der Kleiderläuse werden die Kleider, vor allem auf der Innenseite, gründlich mit DDT-Pulver eingepudert, insbesondere Taschen, Nähte und Falten; nicht zu vergessen sind Hosenträger, Strumpfhalter und -gürtel, wollene Halsbinden u. dgl., da sie zu den typischen Eiablagestellen der Läuse gehören. Der Puder ist nach Möglichkeit nicht zu entfernen.
771. Wie werden die Kopf- und Filzläuse wirksam bekämpft?	**771.** Die befallenen Körperpartien werden mit DDT gründlich eingepudert. Der Puder wird von Hand auf der Haut und zwischen den Haaren verrieben. Der Puder ist nach Möglichkeit nicht zu entfernen. Das bei anderen Verfahren übliche Scheren der Haare oder Einbinden des Kopfes ist bei vorschriftsmäßiger Anwendung guter DDT-Puder überflüssig.
772. Woran erkennt man die Wirkung der Behandlung auf die Läusearten und wann sind sie abgetötet?	**772.** Man erkennt die Wirkung schon nach kurzer Zeit an dem Nachlassen der Stechtätigkeit der Läuse und des Juckreizes. Nach 12 bis 24 Stunden sind sie abgetötet.
773. Warum soll die Behandlung nach 10 Tagen wiederholt werden?	**773.** Damit die nach der ersten Behandlung aus den Nissen noch ausschlüpfenden Larven ebenfalls vernichtet werden.

b) Die mit **gleichzeitiger** Desinfektion verbundene Entlausung.

α) Entlausungsmittel.

774. Worauf ist bei der Auswahl der Mittel zur Vernichtung der Kleiderläuse Bedacht zu nehmen, wenn es sich um Fleckfieberfälle, -verdachtsfälle und Fleckfiebergefahr handelt?	**774.** Darauf, daß solche Mittel angewendet werden, die entlausen und gleichzeitig die Fleckfiebererreger abtöten, also desinfizieren.
775. Welche Mittel kommen zur Erzielung dieser beiden Zwecke in Betracht?	**775.** 1. Flüssige Mittel, wie 5%ige Kresolseifenlösung und deren Austauschmittel 5%ige Lysollösung und 5%iger Liquor Cresoli „Grünau", außerdem 5%ige Karbolsäurelösung; 2. das Auskochen in Wasser, dem zweckmäßig 2% Soda zugesetzt wird, wenigstens eine Viertelstunde lang; 3. strömender oder mäßig gespannter Wasserdampf in geprüften Apparaten; 4. trockene Hitze in besonderen Heißluftkammern mittels ruhender oder besser noch mittels bewegter Heißluft oder unter Benutzung behelfsmäßiger Einrichtungen; 5. Verbrennen. Nur anwendbar bei Gegenständen von geringem Werte.

<table>
<tr><td>Frage:</td><td>Antwort:</td></tr>
<tr><td>

776. Warum kommen die gasförmigen Entlausungsmittel, wie Blausäure und Äthylenoxyd, im allgemeinen für die Entlausung weniger in Betracht?

</td><td>

776. 1. Weil Blausäure und Äthylenoxyd hochgiftige Gase sind, mit denen nur solche Personen arbeiten dürfen, die dazu besonders ausgebildet sind und dazu eine besondere behördliche Erlaubnis haben;

2. weil diese sehr giftigen Gase zwar die Läuse abtöten, aber nicht die etwa vorhandenen Fleckfieber- oder andere Krankheitserreger, also nicht gleichzeitig desinfizieren.

</td></tr>
<tr><td>

777. Wie lassen sich da, wo Dampfdesinfektionsapparate nicht zur Verfügung stehen, Notbehelfseinrichtungen schaffen?

</td><td>

777. 1. Steht ein Dampfkessel (z. B. eine Lokomobile) zur Verfügung, so kann man Kartoffel- und Silodämpfer verwenden oder größere dichte Behältnisse (z. B. geräumigere Tonnen) anschließen;

2. es läßt sich auch ein Waschkessel, über den man eine Tonne stülpt, verwenden (s. Nr. 760).

</td></tr>
<tr><td>

778. Was muß nach dem Dämpfen der Sachen noch geschehen?

</td><td>

778. Sie müssen an der freien Luft oder in einem Trockenraum getrocknet werden.

</td></tr>
<tr><td>

779. Welche Temperatur und welche Einwirkungszeit sind zur Erzielung einer sicheren Entlausung in der Heißluftkammer bei ruhender Luft erforderlich?

</td><td>

779. Eine Temperatur von 80 bis 85° bei einer Einwirkungszeit von 2 Stunden.

</td></tr>
<tr><td>

780. Wodurch geschieht die Entlausung der Sachen in der sog. Preßluftkammer?

</td><td>

780. Dadurch, daß die an einem Dampfheizkörper oder an einem elektrischen Ofen auf 80° erwärmte Luft mittels eines Gebläses in Umlauf gesetzt und 2 Stunden lang über die zu entlausenden Sachen geleitet wird.

</td></tr>
<tr><td>

781. Welche Einrichtungen kann man im Notfall zur Entlausung mittel heißer Luft verwenden?

</td><td>

781. Einen Backofen oder eine geeignete Dörranlage, sofern im Innern eine Temperatur von 80 bis 85° erreicht werden kann.

</td></tr>
<tr><td>

782. Wie kann man feststellen, daß darin keine höheren, die zu entlausenden Gegenstände schädigenden Hitzegrade herrschen?

</td><td>

782. Dadurch, daß man vor dem Einbringen der Gegenstände ein Stück weißes Papier in den Ofen legt. Wenn eine schädigende Hitze besteht, wird es gelb werden. (Zur Vermeidung der Verbrennungsgefahr müssen in Backöfen stets Lattenroste dem Boden zunächst aufliegen.)

</td></tr>
<tr><td>

783. Wie lange soll die angegebene Backofenhitze einwirken?

</td><td>

783. 2 Stunden lang.

</td></tr>
<tr><td>

784. Welche Gegenstände dürfen nicht mit Heißluft behandelt werden?

</td><td>

784. Nasse Lederwaren und nasse Pelze. Sie sind vor der Heißluftentlausung langsam zu trocknen.

</td></tr>
<tr><td>

785. Gehen bei Anwendung der Heißlufttemperatur von 80° nicht nur die Läuse, sondern auch die Fleckfiebererreger zugrunde, ist also das Heißluftverfahren ebenfalls gleichzeitig als Entlausungs- und Desinfektionsverfahren bei Fleckfieber zu betrachten?

</td><td>

785. Ja; das Heißluftverfahren ist gleichzeitig auch ein Desinfektionsverfahren bei Fleckfieber.

</td></tr>
</table>

β) Entlausungsverfahren.

Frage:	Antwort:
786. Was sollen diejenigen Personen, die zu Zeiten der Fleckfiebergefahr Entlausungen vorzunehmen haben, vor Beginn ihrer Tätigkeit tun?	786. Sie sollen, sofern sie noch kein Fleckfieber überstanden haben, sich gegen Fleckfieber impfen lassen.
787. Woraus besteht der von dem Desinfektor oder der Pflegeperson bei der Entlausung zu tragende Schutzanzug?	787. Aus einer Art Hemdhose aus glattem Stoff (nicht gummiert), die an Hand- und Fußgelenken zugebunden ist, und einer das Gesicht frei lassenden Haube aus demselben Stoff. Die zugebundenen Stellen, ebenso der Kragen werden mit DDT-Pulver eingepudert.
788. Worauf ist bezüglich der bei der Arbeit zu tragenden Leibwäsche und Schutzkleidung zu achten?	788. Darauf, daß diese Leibwäsche und Schutzkleidung mit einer DDT-Emulsion (Gix oder Lauseto „neu") imprägniert worden ist.
789. Welche 3 Gruppen von Objekten kann man bei dem Entlausungsverfahren unterscheiden?	789. Die Entlausung: 1. von Personen, 2. von einzelnen Sachen, 3. von ganzen Räumen.
790. Was hat vor dem Beginn der Entlausung von fleckfieberverdächtigen Personen in dem betr. Raum zu geschehen?	790. Vor dem Beginn der Entlausung wird ein mit 5%iger Kresolseifenlösung[1]) oder 5%iger Karbolsäurelösung durchtränktes Laken in dem Raume ausgebreitet und die zu entlausende Person auf demselben zunächst mit Neocid-Puder oder einem DDT-Pulver eingepudert. Alsdann hat der zu Entlausende, sofern er dazu imstande ist, sich selbst zu entkleiden.
791. Worauf ist bei dem Entkleiden des zu Entlausenden zu achten?	791. Darauf, daß auch Verbände, Bruchbänder, Brustbeutel u. dgl. abgenommen werden, und daß das Entkleiden so langsam und vorsichtig geschieht, daß ein Abschleudern von Läusen möglichst ausgeschlossen ist.
792 Wie hat die Entlausung einer Person im einzelnen zu erfolgen?	792. Der ganze Körper wird unter Verwendung von Schmierseife und warmem Wasser (in einem Wannen- oder Brausebad) möglichst von dem zu Entlausenden selbst gründlich abgeseift. (Sofern Seifenmittel jeglicher Art fehlen, Waschung mit einem Gemisch von 1 Teil pulverisierter Soda mit 3 Teilen Schlämmkreide, das man zu einer Paste verrührt.) Besondere Sorgfalt ist auf die Reinigung der behaarten Körperteile (der Schamgegend bis in die Gesäßfalte, der Achselhöhlen, des Kopfes usw.) zu verwenden.

---

[1]) Statt der 5%igen Kresolseifenlösung kann auch 3%ige Lysollösung oder 5%iger Liquor Cresoli „Grünau" verwendet werden. Dies gilt in der Folge für die Entlausung überall da, wo die 5%ige Kresolseifenlösung genannt ist.

Frage:

793. Wie ist nach dem Abtrocknen des Körpers die Entlausung weiterzuführen?

794. Mit welchen neueren chemischen Mitteln werden die Kopfläuse einschließlich der Nissen am einfachsten und sichersten vernichtet?

795. Wie geschieht die Vertilgung der Kopfläuse mit beiden Präparaten?

796. Welche älteren, langsamer und unsicherer wirkenden Verfahren können zur Vertilgung von Kopfläusen als Ausweichverfahren noch angewandt werden?

797. Worauf ist bei dem Tränken der Kopfhaare mit den läusetötenden Mitteln zu achten?

798. Was hat mit den so gereinigten Personen nach dem Bade zu geschehen, und zwar je nachdem es sich um Kranke, Krankheitsverdächtige oder gesunde Ansteckungsverdächtige handelt?

799. Was hat nach erfolgter Reinigung und Entlausung von Personen mit dem auf dem Fußboden liegenden Laken und den benutzten Handtüchern zu geschehen?

800. Worauf ist noch hinsichtlich des Fußbodens des Entlausungsraumes und der benutzten Badewanne zu achten?

Antwort:

793. Die behaarten Körperstellen, Scham-, After- und Achselhaare sowie die Haare am Rumpf und an den Gliedmaßen werden mit grauer Salbe oder weißer Präzipitatsalbe gründlich eingerieben.

794. Mit Cuprex[1]), einem flüssigen Kupferpräparat, oder Lausex[2]), einem Chlor- und Kohlenwasserstoffgemisch.

795. Die Flüssigkeiten werden unverdünnt mit der Hand kräftig in Kopfhaut und Haare eingerieben. (Bei Lausex soll der Kopf noch mit einem Tuch umbunden werden; bei Cuprex nicht nötig.)

Darauf wartet man 1 bis 2 Stunden, wäscht die Haare mit warmem Wasser und Seife, trocknet sie kurz ab und kämmt aus (am besten mit dem „Nisska-Kamm" der Firma Mückenhaupt in Nürnberg), wobei sich dann auch die Nissen leicht und schmerzlos entfernen lassen.

796. Das reichliche Tränken der Haare mit Sabadillessig, Petroleum oder Perubalsam. Dabei muß man aber noch den Kopf für 12 bis 24 Stunden mit einer Badehaube oder einem festsitzenden Tuche umhüllen.

797. Darauf, daß von der Flüssigkeit nichts in das Auge gelangt.

798. Kranke und Krankheitsverdächtige[3]) werden mit reiner Leibwäsche versehen und in reine Betten gebracht. Gesunde Ansteckungsverdächtige[3]) erhalten reine Leibwäsche, reine Unterwäsche und reine Kleidung.

799. Das Laken und die benutzten Handtücher sind vorsichtig zusammenzulegen und in einem Bottich mit 5%iger Kresolseifenlösung oder 5%iger Karbolsäurelösung einzutauchen.

800. Darauf, daß der Fußboden, auf dem der zu Entlausende gestanden hat, oder auf dem seine Sachen gelegen haben, gründlich mit 5%iger Kresolseifenlösung oder 5%iger Karbolsäurelösung abgewaschen wird, desgleichen auch die Badewanne nach dem Ablassen des Wassers.

---

[1]) Cuprex wird von der Firma E. Merck in Darmstadt hergestellt.

[2]) Lausex wird von der Deutschen Vitamin-Gesellschaft in Freiburg i. Br. hergestellt.

[3]) Siehe Anmerkung Seite 124.

Frage:	**Antwort:**

801. Auf welche verschiedene Weise werden Leib- und Bettwäsche sowie waschbare Kleidungsstücke von Läusen befreit?

801. 1. Durch Einlegen in 5%ige Kresolseifenlösung oder 5%ige Karbolsäurelösung für 2 Stunden;

2. durch Auskochen in Wasser (wenigstens $\frac{1}{2}$ Stunde lang), dem zweckmäßig Soda zugesetzt wird;

3. durch strömenden Wasserdampf im Dampfapparat wenigstens $\frac{1}{2}$ Stunde lang;

4. durch trockene Hitze in der Heißluftkammer für 2 Stunden.

802. Wie geschieht der Transport der Wäschestücke u. dgl., welche von dem Entkleidungsraume zur Entlausung nach einem anderen Raume gebracht werden sollen?

802. In Beuteln, welche mit 5%iger Kresolseifenlösung oder 5%iger Karbolsäurelösung durchnäßt und gut zuzuschnüren sind, so daß ein Auswandern der Läuse während des Transports ausgeschlossen ist.

803. Wie werden Kleidungsstücke, die nicht waschbar sind, Federbetten, wollene Decken, Matratzen ohne Holzrahmen, Teppiche, Bettvorlagen entlaust?

803. 1. Durch strömenden Wasserdampf im Dampfapparat;

2. durch trockene Hitze.

804. Warum dürfen Wäsche- und Kleidungsstücke u. dgl., die mit Blut, Eiter oder Kot beschmutzt sind, nicht im Dampfapparat entlaust werden?

804. Weil sonst braune Flecken einbrennen, die sich nicht mehr entfernen lassen.

805. Wie ist mit Kleidern zu verfahren, welche der trockenen Hitze ausgesetzt werden sollen?

805. Sie werden zweckmäßig gewendet, so daß das Futter nach außen kommt, auch werden die Taschen umgedreht. Feuergefährliche oder schmelzbare Sachen werden zuvor aus den Kleidern entfernt.

806. Wie werden Pelzwerk und Ledersachen (Schuhzeug) von Läusen befreit?

806. Dadurch, daß sie mit 5%iger Kresolseifenlösung oder 5%iger Karbolsäurelösung gründlich durchfeuchtet und später abgebürstet werden.

807. Was hat mit Kämmen und Bürsten zu geschehen?

807. Sie sind 2 Stunden in 5%ige Kresolseifenlösung oder 5%ige Karbolsäurelösung zu legen.

808. Wie werden Gegenstände aus Gummi (Gummimäntel, Gummischuhe) entlaust?

808. Sie werden mit einem Lappen abgerieben, der mit 5%iger Kresolseifenlösung oder 5%iger Karbolsäurelösung getränkt ist.

809. Wie sind die benutzten Waschbecken und Badewannen zu behandeln?

809. Sie sind nach ihrer Entleerung gründlich mit 5%iger Kresolseifenlösung oder 5%iger Karbolsäurelösung auszuscheuern und dann mit Wasser nachzuspülen.

810. Wie werden die Bettstelle, der Nachttisch, ferner die Wand- und Fußbodenflächen in der Nähe des Bettes von Läusen befreit?

810. Durch Abreiben mittels Lappen, die mit 5%iger Kresolseifenlösung oder 5%iger Karbolsäurelösung befeuchtet sind.

811. Wie werden Sammet-, Plüsch- und andere Möbelbezüge entlaust?

811. In entsprechender Weise wie Pelzwerk und Ledersachen (s. Nr. 806).

Frage:	**Antwort:**
812. Welche Gegenstände können bei der Entlausung verbrannt werden?	**812.** Gegenstände von geringem Werte (Inhalt von Strohsäcken, Lumpen u. dgl.).
813. Wie werden Krankenwagen, Krankentragen, Räderfahrbahren, Personenfahrzeuge usw. entlaust?	**813.** Die Holzteile, ferner die Lederüberzüge der Sitze und Bänke, sind sorgfältig und wiederholt mit Lappen abzureiben, die mit 5%iger Kresolseifenlösung oder 5%iger Karbolsäurelösung befeuchtet sind. Kissen und Polster, soweit sie nicht mit Leder überzogen sind, Teppiche, Decken usw. werden zweckmäßig im Dampfapparat entlaust. Der Wagenboden wird mit 5%iger Kresolseifenlösung oder 5%iger Karbolsäurelösung aufgescheuert.
814. Was ist für Massenentlausungen (z. B. in Asylen und Quarantäneanstalten) erforderlich?	**814.** Es ist hierfür erforderlich, daß mehrere Räume in geeigneter Aufeinanderfolge zum Ablegen der Kleider, zum Einseifen, Waschen und Duschen, zur Abtötung der Läuse in den Bekleidungs- und Wäschestücken und zum Anlegen der reinen Sachen zur Verfügung stehen; insbesondere muß auf die **schärfste Trennung der reinen (läusefreien) von der unreinen (verlausten) Seite** Bedacht genommen werden.
815. Nur unter welchen Bedingungen kann Läusefreiheit erzielt werden?	**815.** **Nur bei gewissenhafter Beachtung der Vorschriften, ständiger Nachkontrolle und erforderlichenfalls mehrfach wiederholter Nachentlausung.**
816. Woraus ist der Gang der Entlausung · und Desinfektion von Räumen, und zwar ohne Anwendung eines giftigen Gases ersichtlich?	**816.** Aus der Anlage F.

2. Die Vertilgung von Wanzen und Flöhen.

Bei den Wanzen ist der Erfolg mit den DDT-Präparaten nicht so zuverlässig wie bei den Läusen, erstens, weil dieses Ungeziefer über eine gewisse Widerstandsfähigkeit gegenber dem DDT verfügt, und zweitens, weil die Brut der Wanzen in den Ritzen und Spalten der befallenen Räume, der Möbel, insbesondere der Bettstellen, Scheuerleisten, Bildern, Spiegel usw. selbst für DDT-Emulsionen wie Gix und Lauseto „neu" nicht überall erreichbar ist.

Für gewöhnlich führt jedoch wiederholtes und gründliches Einstäuben mit DDT-Pulver mit einem Pulverzerstäuber oder Einspritzen von Gix oder Lauseto „neu" in die Ritzen und Spalten zum Ziel.

Ausgezeichnete Erfolge werden mit Neocid, Gix und Lauseto „neu" auch bei der Bekämpfung der Flohplage erzielt.

Die einmalige gründliche Behandlung aller als Schlupfwinkel der Flöhe verdächtigen Stellen mit DDT-Puder, Gix u. dgl., womöglich unter Verwendung eines Zerstäubers, führt zur sicheren Vernichtung derselben mit nachhaltiger Wirkung.

Die Flohbekämpfung mit diesem Kontaktgift hat hinsichtlich der Pestbekämpfung große Bedeutung und kann eine der wesentlichsten Abwehrmaßnahmen der Pest

werden. Macht sich nämlich in von der Pest bedrohten Gebieten durch gehäuftes Ratten-
sterben eine bestehende Rattenpest bemerkbar, so lassen sich durch eine ausgedehnte
Anwendung der haftfähigen DDT-Präparate die von Ratten heimgesuchten Stellen,
wie Hafenanlagen, Lagerschuppen, Schiffe, Wohnhäuser, Arbeitsräume usw., gegen
Flöhe wirksam behandeln, sozusagen flohfest machen. Die Pestübertragung von der
Ratte auf den Menschen wird dadurch unmöglich gemacht und somit eine epide-
mische Ausbreitung der Pest unter der bedrohten Bevölkerung verhindert.

Bezüglich der sonstigen Bekämpfungsmittel der Wanzen- und Flohplage siehe
noch die folgenden Fragen Nr. 817 bis Nr. 820.

Frage:	Antwort:
817. Wie werden einzelne Gegenstände von Wanzen befreit?	**817.** Soweit dies ohne Schädigung der Gegenstände möglich ist, durch Auskochen oder im Dampfapparat oder in der Heißluftkammer.
818. Wie werden Wanzen in den Wohnungen an Wänden, Möbelstücken, Bettstellen, Scheuerleisten, Bildern, Spiegeln usw. vertilgt?	**818.** 1. Durch Einpinseln einer 5%igen Lösung von Certan[1]); 2. durch gründliches Einstäuben mit DDT-Pulver mit einem Pulverzerstäuber oder Einspritzen von Gix oder Lauseto „neu" in alle Fugen, Spalten und Ritze.
819. Wie werden Flöhe vertilgt?	**819.** 1. Durch gründliche Reinigung der Räume, namentlich der Fußböden mit einer 5%igen Schmierseifen- oder 5%iger Kresolseifenlösung unter besonderer Berücksichtigung aller Fugen, Spalten und Risse und Einpinseln von Cuprex in alle diese Schlupfwinkel, oder 2. durch eine gründliche Behandlung der genannten Schlupfwinkel der Flöhe mit einem flüssigen DDT-Präparat, womöglich unter Verwendung einer Spritze.
820. Auf welche Weise werden Wanzen mit ihrer Brut und Flöhe in Massenquartieren, Kasernen, Asylen und Schiffen noch sehr zweckmäßig vertilgt?	**820.** Mittels hochgiftiger Gase (Blausäure oder Äthylenoxyd). Diese Verfahren dürfen jedoch der Gefährlichkeit halber nur von solchen Personen angewendet werden, die dazu besondere behördliche Erlaubnis haben. dazu besonders vorgebildet und mit besonderer Ausrüstung (Sauerstoffgerät) versehen sind.

B. Die Bekämpfung der Stechmücken, Fliegen und Schaben.

Wenn das DDT uns nur die Waffe der raschen und sicheren Entlausung großer
Menschenmassen in die Hand gegeben und uns dadurch in den Stand gesetzt hätte,
das Fleckfieber als Kriegs- und Volksseuche aus der Welt zu schaffen, so wäre dadurch
allein schon ein großer Fortschritt in der Seuchenbekämpfung zu verzeichnen. Aber
damit nicht genug hat es sich als souveränes, insektentötendes Mittel erwiesen, vor
allem hat es sich bei der Vernichtung der Stechmücken und der Fliegen als äußerst
wirksam gezeigt.

Dadurch haben sich ungeahnte Möglichkeiten einerseits hinsichtlich der Bekämpfung der Stechmücken bzw. der Malaria, der mörderischsten Krankheit der Erde,

---

[1]) Certan wird von der Firma Farbenindustrie in Leverkusen a. Rh. hergestellt.

andererseits hinsichtlich unserer durch Fliegen übertragbaren Krankheiten wie Typhus, Ruhr, Tuberkulose usw. eröffnet.

1. Die Bekämpfung der Stechmücken.

Die Bekämpfung der Stechmücken hat unter Beachtung ihrer Lebensgewohnheiten zu erfolgen.

Bekanntlich überwintern die Mücken oft in großen Mengen in Ställen, Kellern, Garagen, wo sie regungslos an der Decke und den Wänden sitzen bleiben, unter ihnen auch die befruchteten Mückenweibchen. Erst im Frühjahr, wenn es warm wird, verlassen die Mückenweibchen ihr Winterquartier und beginnen mit der Eiablage, nachdem sie sich noch zuvor durch eine Blutmahlzeit an Mensch oder Tier dazu gestärkt haben.

Je nach der Witterung findet das Ausfliegen und die Eiablage in den Monaten April und Mai statt. Jedes Mückenweibchen legt 200 bis 300 Eier ab, und zwar auf stehende Gewässer, wie Teiche Tümpel, Jauchegruben und in Regenfässer. Aber auch kleinste Wasseransammlungen werden dazu benutzt.

Aus den Eiern schlüpfen nach kurzer Zeit die Larven aus, die frei im Wasser leben. Um Luft aufzunehmen, hängen sie sich an die Wasseroberfläche. Nach 10 bis 17 Tagen verpuppen sich die Larven und aus der Puppe entsteigt nach weiteren 2 bis 3 Tagen die Stechmücke. Sofern es sich um eine weibliche Mücke handelt, sticht sie alsbald Mensch oder Tier, um Blut zu saugen, das sie zur Eiablage benötigt. Es stechen nur die weiblichen Mücken. Nach 2 bis 3 Wochen sind sie fortpflanzungsfähig und dann beginnt der Zyklus von neuem, so daß in einem Sommer 3 bis 4 Mückengenerationen entstehen können.

Aus dem Geschilderten ergibt sich ganz einfach die Möglichkeit einer wirksamen Bekämpfung der Stechmücken: der Kreislauf kann nämlich unterbrochen werden entweder durch die Vernichtung der überwinternden weiblichen Stechmücken oder durch die Verhinderung der Entwicklung der Larven im Wasser. Am sichersten verfährt man, wenn man beide Bekämpfungsmaßnahmen kombiniert.

Für beide Zwecke stehen DDT-Präparate zur Verfügung. Für die Winter-Mückenbekämpfung dienen Neocid- oder Gix-Emulsion, die in den vorgeschriebenen Verdünnungen zum Bespritzen der Wände und Decken der Winterquartiere der Mücken verwendet werden, während die den Larven als Brutstätten dienenden, stehenden Gewässer im Sommer zweckmäßig mit Gyron der Firma Geigy in Basel behandelt werden. Gyron ist ein feines Pulver mit 5% Wirksubstanz, das leicht verstäubt auf dem Wasserspiegel schwimmt und durch Kontakt die Larven der Stechmücken, der Anopheles- und Culexarten tötet.

Für die Winterbekämpfung eignet sich besonders das Spritzverfahren, und zwar in Räumen, in denen Wände und Decken an sich geweißt werden bzw. ohne Schaden mit einem dünnen Belag versehen werden können. Dazu können das Gesarol-Spritzmittel der Firma Geigy[1]) oder Gix der Farbwerke „Höchst" sehr empfohlen werden. Das Gesarol-Spritzmittel wird als Gesarol-Spritzbrühe verwendet. Zu diesem Zweck wird 1 kg Spritzmittel in 100 Litern Wasser aufgeschwemmt. Gix wird in 0,2%iger Konzentration angewandt, und zwar in Wasser oder womöglich in 10%iger Kalkmilch. Eine einmalige Anwendung dieser Spritzverfahren während des Winters (von Mitte Dezember bis Mitte März) genügt zur Abtötung der überwinternden, befruchteten Mückenweibchen. (Näheres über die Anwendung des Spritzverfahrens siehe die Prospekte der Firma Geigy und der Firma Farbwerke Höchst in Frankfurt a. M.-Höchst und das Frage-Antwortspiel Nr. 834 bis Nr. 837.)

Ausschlaggebend für den Erfolg der Aktion ist jedoch, daß von den Gemeinden nach einem einheitlichen Plan vorgegangen wird, ähnlich wie bei der Rattenbekämpfung.

---

[1]) Die Bezugsquellen der Gesarole (Stäube- und Spritzmittel) sind die deutschen Lizenzträger, und zwar für die französische Zone die Firma C. F. Spieß und Sohn, Kleinkarlbach an der Weinstraße (Pfalz) und für die britische und amerikanische Zone die Firma I. E. Devrient A.-G., Hamburg 13, Rothenbaumchaussee 40, außerdem werden sie von der Schering A.-G. in Berlin hergestellt.

Die zu bildenden Mannschaften behandeln in der ganzen Ortschaft sämtliche Keller, Ställe usw., die als Winterquartiere der Mücken in Frage kommen können.

Da die DDT-Emulsionen ungiftig sind, können sie ohne Bedenken auch in Kellern angewendet werden, in denen Lebensmittel lagern.

Die Sommerbekämpfung richtet sich, wie bereits angeführt, gegen die Larven der Stechmücken in stehenden Gewässern. Zur Larvenbekämpfung hat man seither ölige Flüssigkeiten verwendet, die aber leicht zu einer unerwünschten Verschmutzung des Wassers führen.

Demgegenüber bietet das nichtschmutzende, einfach anzuwendende DDT-Geigy-Präparat, das Gyronpulver, wesentliche Vorteile. Es hat eine rasche Wirkung und ist ungiftig für Mensch, Warmblüter und Fische. (Das Nähere ist aus dem Prospekt der Firma Geigy ersichtlich. Siehe auch das Frage-Antwortspiel Nr. 825 bis Nr. 828.)

In unseren, meist malariafreien Breiten, wo man die Mücken in erster Linie als lästige Plagegeister bekämpft, werden sich die meisten Gemeinden aus wirtschaftlichen Gründen wohl auch in Zukunft auf die Winterbekämpfung beschränken.

Eine ungleich größere und wichtigere Rolle spielt aber die Bekämpfung der Malaria-Mücken (Anopheles-Mücken) in den tropischen und subtropischen Gebieten, wo die Bekämpfung das ganze Jahr über angezeigt ist.

Durchschlagende Erfolge können hier nur durch Entwässerung und Kultivierung des Bodens erreicht werden, was jedoch wegen der ungeheuren Kostenaufwendungen nur selten möglich ist.

Ähnlichen Schwierigkeiten würde in den weitausgedehnten Malariagebieten das Vorgehen begegnen, wie es die sog. Sommer-Mückenbekämpfung mit sich bringt.

Es ist deshalb vorgeschlagen worden, die Bekämpfung auf die fliegenden Mücken zu beschränken, und zwar auf diejenigen, welche in die Häuser einfliegen und dort Blut saugen, und die in endemischen Gebieten immer als Malariakeimträger anzusehen sind. Behandelt man nun mit einer 2%igen DDT-Emulsion Wände und Decken der Eingeborenenwohnungen, so gelingt es, sie für etwa 4 Wochen „mückenfest“ zu machen. Nach Berührung mit der bespritzten Unterlage geht die Mücke, die an einem malariakranken Blut gesaugt hat, zugrunde, bevor der Entwicklungszyklus des Malariaerregers beendet ist. Wenn sämtliche Häuser einer Gegend während der Flugzeit der Anophelesmücke durch diese einfache und billige Maßnahme mückenfest gemacht werden können, so ist zu erwarten, daß mit den DDT-Emulsionen in Zukunft durchschlagende Erfolge erzielt werden können.

Frage:	**Antwort:**
821. Welche Maßregeln kommen zur Bekämpfung der Stechmücken in Betracht?	**821.** 1. Die möglichste Beseitigung der Brutplätze der Stechmücken, bestehend aus stehenden Gewässern und Wasseransammlungen verschiedenster Art; 2. die Vernichtung der Larven und Puppen der Mücken; 3. die Vernichtung der bereits ausgebildeten Mücken.
822. Wie geschieht die Beseitigung der Brutplätze der Mücken?	**822.** Durch Sorge für Abfluß des Wassers aus Tümpeln und Gräben, durch Zuschütten gelegentlicher Wasseransammlungen, durch Zudecken von Regenfässern und Jauchegruben mit gut schließenden Deckeln, durch die Entfernung herumliegender Blechdosen, Flaschen u. dgl.

Frage:	**Antwort:**

823. Warum soll durch den Wasserabfluß aus Tümpeln und Gräben eine Bewegung des Wassers hervorgerufen werden?

823. Weil die Mückenlarven sich nur in stehendem oder ganz träge fließendem Wasser entwickeln.

824. Wodurch wird die Stechmückenbrut (Larven und Puppen) im Sommer wirksam bekämpft? (Sommer-Mückenbekämpfung.)

824. Durch larven- und puppenvertilgende chemische Mittel.

825. Welches neuere chemische Präparat eignet sich besonders gut zur Vernichtung der Mückenlarven?

825. Das DDT-Präparat der Firma Geigy, das Gyron-Pulver.

826. In welcher Weise wird das Gyron-Pulver angewendet?

826. Die Wasseransammlungen, wie Tümpel, Teiche usw., werden unter Verwendung eines Pulverzerstäubers gleichmäßig mit Gyron-Pulver bestäubt, und zwar mit einer Menge von 3 g Gyron pro 1 qm Wasseroberfläche.

827. In welcher Weise wirkt der Gyron-Staub und wie oft muß während der warmen Jahreszeit die Bestäubung der Mückenbrutstätten wiederholt werden?

827. Der Gyron-Staub bildet einen geschlossenen Belag (feine Haut) auf dem Wasser und tötet durch Kontaktwirkung die Mückenlarven innerhalb einiger Stunden ab.

Die erste Behandlung soll je nach der Frühjahrswitterung im April oder Mai vorgenommen werden; nachher soll die Bestäubung der Mückenbrutstätten während der warmen Jahreszeit alle 3 bis 4 Wochen wiederholt werden.

828. Welche besonderen Vorteile hat das Gyron bei der Mückenbrutbekämpfung?

828. 1. Das Gyron hat u. a. folgende Vorteile: Es hat eine rasche Wirkung auf Mückenlarven;

2. ist es ungiftig für Menschen, Warmblüter und Fische;

3. es ist geruchlos;

4. es bildet einen gut windbeständigen Belag auf der Wasseroberfläche.

829. Welche chemischen Mittel eignen sich noch als Ausweichmittel für die Vernichtung der Mückenbrut?

829. 1. Salvinol[1]) für nicht verunreinigte Gewässer, d. h. solche, die Tieren als Tränke oder Fischen als Aufenthaltsort dienen;

2. Schnackensaprol[2]) für verunreinigte Gewässer, wie Jauchegruben, Abwässergräben u. dgl., das neben guter Verteilungsfähigkeit auf der Wasseroberfläche auch noch eine desinfizierende Wirkung besitzt.

---

[1]) Salvinol ist zu beziehen durch die Deutsche Gesellschaft für Schädlingsbekämpfung (Degesch) Frankfurt a. M., Unionhaus, Steinweg 9.

[2]) Schnackensaprol ist von der chemischen Fabrik Dr. H. Nördlinger in Flörsheim a. M. zu beziehen.

Frage:	**Antwort:**

830. Wie werden die beiden Mittel angewendet, um eine möglichst gleichmäßige Verteilung der Flüssigkeit und damit eine die Wasseroberfläche vollständig abschließende Ölschicht zu erzielen?

830. Mit einer Gießkanne oder besser einer Reben- oder Schnackenspritze wird die Flüssigkeit (200 g auf 10 qm Oberfläche) auf die Wasseroberfläche verspritzt. Es ist hierbei zu achten, daß ein geschlossenes Ölhäutchen entsteht, das die Atmung der Larven und Puppen unmöglich machen und sie dadurch abtöten soll.

831. Wann hat das Überschichten der Wasserfläche mit Salvinol oder Schnackensaprol in unserem Klima zu erfolgen?

831. In der Zeit von Ende April bis Anfang Mai.

832. Wie oft muß — wegen Verdunstung der Ölschicht — das Überspritzen der Wasseroberfläche während des Sommers wiederholt werden?

832. Etwa alle 14 Tage.

833. Welchen Zweck verfolgt die sog. Winter-Mückenbekämpfung?

833. Die Winter-Mückenbekämpfung bezweckt die Abtötung der in Kellern, Ställen, Garagen usw. überwinternden, befruchteten Mückenweibchen.

834. Welches ist zur Zeit die beste Methode der Winterbekämpfung der Mücken?

834. Die beste Methode ist zur Zeit das Bespritzen der von Mücken besetzten Wände und Decken ihrer Winterquartiere mit einer der handelsüblichen DDT-Emulsionen, wie Gesarol-, Gix-Emulsion u. dgl.

835. Wie geschieht die Ausführung dieses Spritzverfahrens z. B. mit Gix?

835. 20 g Gix werden in etwas Wasser einlaufen lassen; die erhaltene milchige Emulsion wird unter Rühren in 10 Liter Wasser oder 10 Liter einer 10 %igen Kalkmilch gegeben. Von der erhaltenen Brühe werden mit einer geeigneten Spritze 150 ccm auf 1 qm Wand- oder Deckenfläche gespritzt.

836. Wie oft und wann ist eine solche Behandlung im Winter notwendig?

836. Eine solche Behandlung ist nur einmal während des Winters notwendig, und zwar in der Zeit von Mitte Dezember bis Mitte März.

837. Warum können die DDT-Emulsionen in Kellern u. dgl., wo Nahrungsmittel lagern, unbedenklich angewendet werden?

837. Weil sie ungiftig sind.

838. Welche älteren Mittel und Verfahren können noch als Ausweichmittel für die Winterbekämpfung verwendet werden?

838. 1. Das Bespritzen der von den Mücken besetzten Wände und Decken mit einer 3 %igen Lösung von Floria-Insektizid[1]. mit Delicia[2]) oder Flit[2]);
2. das Verstäuben von pulverförmigen Mitteln, und zwar von gutem Insektenpulver oder Blatton[3]).

---

[1]) **Floria-Insektizid** ist zu beziehen von der chemischen Fabrik Dr. H. Nördlinger in Flörsheim a. M.

[2]) **Delicia** und **Flit** sind in jeder Drogenhandlung erhältlich.

[3]) **Blatton** ist nebst dem zugehörigen Verstäuber von der Firma Karl Stegemann, Deutscher Desinfektionsdienst, Berlin-Zehlendorf, Mörchinger Str. 90, zu beziehen.

Frage:	Antwort:
839. Wie wird das Blatton verwendet?	**839.** Es wird bei geschlossenen Türen und Fenstern mit Hilfe eines besonderen Zerstäubers auf die von Mücken besetzten Wände und Decken gründlich aufgeblasen.

2. Die Fliegenbekämpfung.

Die Bekämpfung der Fliegen, insbesondere der Stuben- und Stechfliegen, ist aus verschiedenen Gründen eine dringende Notwendigkeit.

Abgesehen davon, daß die Fliegen unserer Landwirtschaft bzw. unserer Ernährung dadurch einen erheblichen Schaden zufügen, daß sie durch die große Beunruhigung der Milchkühe die Milchleistung stark vermindern, sind sie nicht nur höchst unappetitliche, sondern vor allem sehr gefährliche Insekten, weil sie von Mist, Stuhlgang und Ausscheidungen aller Art auf Nahrungsmittel fliegen und auf diese Weise Ruhr, Typhus und Paratyphus, Cholera, bakterielle Lebensmittelvergiftungen, Tuberkulose usw. übertragen.

In biologischer Hinsicht ist bemerkenswert, daß die Fliegen ihre Eier auf Kot von Haustieren, Dung, Abortgruben, Abfälle, Fleischvorräte u. ä. ablegen, und zwar in sehr großer Zahl. Die Entwicklung erfolgt über Larve und Puppe und ist im Sommer nach 3 bis 4 Wochen beendet. Die sommerlichen Fliegenplagen nehmen ihren Ausgang ähnlich wie bei den Stechmücken von überwinternden weiblichen Fliegen (Winterfliegen).

Für eine erfolgreiche Fliegenbekämpfung ist eine gut funktionierende Müll-, Mist- und Fäkalienabfuhr die unerläßliche Voraussetzung. Zwecks Bekämpfung der Brut müssen Dung, Küchenabfälle und Müll aus der Nähe der Wohnungen gebracht und regelmäßig abgefahren werden. Liegen Müllablageplätze in der Nähe menschlicher Behausungen, so muß der frische Müll jeweils mit einer 30 cm hohen Erdschicht bedeckt werden.

Die Abort-, Mist- und Jauchegruben müssen dicht schließen, die Abortdeckel sind geschlossen zu halten.

Für den Misthaufen als Brutstätte der Fliegenlarven kommt von chemischen Mitteln die Verwendung von Kalkmilch bzw. von Kalkbrühe (1 kg gelöschter Kalk in 10 bis 20 Litern Wasser verrührt), oder noch besser die gründliche Bespritzung des Misthaufens bzw. die regelmäßige Begießung des frisch aufgegebenen Mistes und seiner Umgebung mit 2%iger Gesarol-Spritzbrühe oder 2%iger wässeriger Maditbrühe[1]) in Betracht. Madit ist allerdings kein DDT-Präparat.

In den Wohn- und Aufenthaltsräumen werden die Fliegen an den vorzugsweise aufgesuchten Stellen, wie Fensterrahmen, Lampenschirmen, Vorhängen, Wände, Decken usw., mit Gesarol- oder Neocidpuder in hauchdünner Schicht bestäubt. Der Puder ist liegenzulassen; die Bestäubung alle 14 Tage zu wiederholen.

Zweckmäßiger ist in den Wohnungen die Anwendung des neuerdings von der Firma Geigy in den Handel gebrachten Neocid-Sprays „Trix", einer wasserklaren, rasch verdampfenden Lösung des Insektizids. Diese Lösung wird mit Hilfe eines Flüssigkeitszerstäubers auf die genannten Gegenstände aufgespritzt. Der sich bildende, kaum sichtbare Belag des insektentötenden Mittels vernichtet während mehrerer Wochen alle Fliegen und auch Mücken, die sich darauf setzen.

---

*) Madit wird von der Firma Farbwerke Höchst in Frankfurt a. M.-Höchst hergestellt.

Bei beiden Mitteln, der Gesarol-Spritzbrühe und dem Neocid-Spray ist bedeutsam und beachtenswert, daß sie nicht im Raum vernebelt, sondern auf die von den Fliegen vorzugsweise betretenen Flächen aufgespritzt werden.

In Viehställen werden zur Fliegenbekämpfung ebenso wie bei der Stechmückenbekämpfung (siehe Nr. 834 bis Nr. 837) zweckmäßig die Wände und Decken mit einer 1%igen Gesarol-Spritzbrühe oder einer 0,2%igen Gix-Spritzbrühe bespritzt oder mit einem DDT-haltigen Wand- und Deckenanstrich versehen. Solche Bespritzungen oder Anstriche sind im Winter nur einmal, dagegen im Sommer alle 4 Wochen vorzunehmen.

Auch die Pyrethrumpräparate, wie Flit und Blatton, sind wirksam; desgleichen die Aufstellung von Fliegengläsern, Fliegentüten und ähnlichen Vorrichtungen.

Zur sicheren Unterbringung der gefährdeten Lebensmittel sollen, soweit Kühlschränke nicht zur Verfügung stehen, dichtschließende Behälter in Form von Fliegenhauben, Gazeglocken od. dgl. verwendet werden. Das Eindringen der Fliegen in die Speisekammer, ferner in Krankenräume, namentlich mit infektiösen Kranken, soll durch die Verwendung von Drahtgazefenstern vermieden werden.

Zur Verhinderung der Übertragung von Krankheitserregern sollen ferner noch Speigefäße, Nachtgeschirre, Stechbecken u. dgl. bis zur Ausführung der Desinfektion mit einem Deckel versehen sein.

Frage:	**Antwort:**
840. Durch welche Maßnahmen wird die Übertragung von Krankheitserregern durch die Fliegen nach Möglichkeit verhütet?	**840.** 1. Dadurch, daß man Krankenräume, namentlich solche mit ansteckenden Kranken, Viehställe usw., mit Fliegengittern versieht;
	2. dadurch, daß man Speigefäße, Nachtgeschirre u. dgl. mit einem Deckel versieht, im Freien abgesetzten Kot vollständig mit Erde bedeckt. (Rühren die Ausscheidungen von ansteckenden Kranken her, so muß zuvor noch eine Desinfektion derselben stattfinden);
	3. dadurch, daß man Vorräte von Nahrungsmitteln, Speisereste u. dgl. durch Aufbewahren in geschlossenen Fliegenschränken, Fliegenglocken usw. vor dem Besuche von Fliegen schützt;
	4. durch eine möglichst ausgedehnte Vernichtung der Fliegen überhaupt.
841. Wodurch werden die Brutstätten der Fliegen unschädlich gemacht?	**841.** Dadurch, daß man Küchenabfälle fliegensicher aufbewahrt, Kot und Mist möglichst mit Erde bedeckt, Mist-, Jauche- und Abortgruben mit ganz dicht schließenden Deckbrettern abdichtet, Tierstände häufig auskehrt und ausspült.
842. Wie kann man die als Fliegenbrutstätten dienenden Abfall- und Misthaufen mit chemischen Mitteln zweckmäßig behandeln?	**842.** 1. Durch reichliche Verwendung von Kalkmilch (1 kg gelöschter Kalk in 10 bis 20 Liter Wasser verrührt);
	2. durch die gründliche Bespritzung des Misthaufens und die regelmäßige Begießung des frisch aufgegebenen Mistes und der Umgebung mit 2%iger Gesarol-Spritzbrühe oder 2%iger wässeriger Maditbrühe.

Frage:	**Antwort:**
843. Wie werden die **Fliegen selbst** in den Wohnungen mit DDT-Präparaten erfolgreich vertilgt?	**843.** 1. Die Fliegen selbst werden in den Wohnungen an den von ihnen mit Vorliebe aufgesuchten Stellen, wie Fensterrahmen, Lampenschirme, Vorhänge, Wände und Decken, mit DDT-Pulver in hauchdünner Schicht bestäubt. Der Puder ist liegenzulassen; 2. durch das sog. Sprühverfahren, d. h. dadurch, daß eine Neocid-Lösung (Neocid-Spray der Firma Geigy), eine rasch verdampfende Flüssigkeit, auf die vorgenannten Flächen mit einem geeigneten Zerstäuber in hauchdünner Schicht aufgespritzt wird.
844. Wie oft sind diese Bestäubungen bzw. Bespritzungen zu wiederholen?	**844.** Diese Bestäubungen sind alle 14 Tage zu wiederholen; die Bespritzungen alle 3 bis 4 Wochen.
845. Wie werden die Viehställe zweckmäßig gegen Fliegenbefall geschützt?	**845.** In Viehställen werden zweckmäßig die Wände und Decken mit einer 1%igen Gesarol- oder 0,2%igen Gix-Spritzbrühe bespritzt oder mit einem DDT-haltigen Wand- u. Deckenanstrich versehen. Solche Bespritzungen oder Anstriche sind im Winter einmal auszuführen, dagegen im Sommer alle 4 Wochen.
846. Welche älteren Mittel und Verfahren gegen die Fliegen selbst sind noch empfehlenswert?	**846.** 1. Aufstellen von Fliegengläsern oder Tellern, die mit altem Bier oder Zuckerwasser gefüllt sind, dem zweckmäßig etwas Formalin (1 Teelöffel auf $^1/_2$ Liter Flüssigkeit) zugesetzt wird; 2. Aufstellen von Fliegentüten, Fliegenstöcken und ähnlichen Vorrichtungen, welche mit Fliegenleim (1 Teil Honig, 3 Teile Rizinusöl und 6 Teile Kolophonium) bestrichen sind; 3. die Anwendung von Pyrethrumpräparaten, wie Flit, Delicia und Blatton (s. Nr. 838).

3. Die Bekämpfung der Schaben.

Es ist zu beachten, daß die Schaben über eine besondere Widerstandsfähigkeit gegenüber dem DDT verfügen, infolge deren eine längere Einwirkungszeit dieses Kontaktgiftes erforderlich ist. Die Schlupfwinkel und Brutstellen des Ungeziefers, namentlich an Kochherden und Wasserleitungen usw., müssen mit einem DDT-Pulver gründlich eingepudert werden, wobei sich die Verwendung eines Pulverzerstäubers empfiehlt. Der Puder ist möglichst lange liegenzulassen. Zur Sicherung des Erfolges empfiehlt es sich, gleichzeitig noch ein Fraßgift auszulegen; siehe auch die folgenden Fragen Nr. 847 bis Nr. 849.

Frage:	**Antwort:**
847. Wie werden Haus- und Küchenschaben bekämpft?	**847.** 1. Dadurch, daß man ein DDT-Pulver oder Blatton mit Hilfe eines Verstäubers in alle Ritzen, Spalten und Schlupfwinkel der Schaben gründlich einstäubt; 2. durch gleichzeitiges Auslegen eines Fraßgiftes.

Frage:	**Antwort:**
848. Welches Fraßgift wird zweckmäßig verwendet?	848. Borax-Salicylsäure-Pillen.
849. Wie werden die Borax-Salicylsäure-Pillen bereitet?	849. Dünner Erbsenbrei, dem etwas Fett und Bier zugesetzt ist, wird in halber Menge mit einem Pulver vermischt, das zu zwei Teilen aus Borax und einem Teil aus Salicylsäure besteht.

C. Die Vertilgung von Ratten und Mäusen.

Außer sehr erheblichen wirtschaftlichen Schädigungen, die dadurch entstehen, daß Ratten und Mäuse Lebensmittel der Menschen in großer Menge verzehren oder in ekelerregender Weise benagen oder beschmutzen, kann die Rattenplage für den Menschen auch schwere gesundheitliche Schädigungen zur Folge haben. Als Wirte der den Pestbazillus übertragenden Flöhe spielen die Ratten eine höchst gefährliche Rolle. Aber sie können auch zur Verbreitung anderer ansteckenden Krankheiten, z. B. der Trichinenkrankheit (Trichinose), welche Schweine häufig durch den Genuß trichinöser Ratten erwerben, ferner der als Weilschen Krankheit bezeichneten ansteckenden Gelbsucht u. a. beitragen.

Die Bekämpfung der Ratten ist daher im Interesse der öffentlichen Gesundheitspflege von großer Wichtigkeit.

Die besten Bekämpfungsmittel sind:

1. Beseitigung oder Erschwerung der Unterschlupfmöglichkeiten,
2. Halten von geeigneten Tieren, wie Katzen, Hunde und Frettchen,
3. Aufstellen von Fallen,
4. Auslegen von Giftspeisen,
5. Ausräuchern der Ratten mit giftigen Gasen, das allerdings nur besonders ausgebildetes und konzessioniertes Personal vornehmen darf.

Wichtig ist bei der Rattenbekämpfung, daß mit verschiedenen Mitteln vorgegangen wird und daß die Bekämpfung seitens einer Gemeinde als eine gemeinsame Aktion gehandhabt wird.

Die Hausmaus spielt für den Menschen in gesundheitlicher Hinsicht eine viele geringere Rolle als die Ratte. Ihre wirtschaftliche Bedeutung ist dagegen derjenigen der Ratte gleichzusetzen.

Für die Mäusevertilgung sind der Hauptsache nach die gleichen Mittel zu empfehlen wie für die Rattenvertilgung.

Im übrigen sei auf das nachstehende Frage-und-Antwort-Spiel verwiesen (Nr. 850 bis Nr. 869.)

Frage:	**Antwort:**
850. Durch welche Vorkehrungen kann das Einnisten von Ratten auf Grundstücken verhütet oder wenigstens erschwert werden?	850. 1. Durch die Anwendung gut schließender Müllkästen und durch eine geregelte Müllabfuhr;
	2. durch die Sorge für einen derartigen baulichen Zustand der Häuser, Ställe usw., daß die Ratten weder in die Räume eindringen noch sich in ihnen festsetzen können.

Frage:	**Antwort:**
851. Welche Mittel sind für die Rattenvertilgung zu empfehlen?	**851.** 1. Die Verwendung gewisser Tiere, wie Hunde, Katzen und Frettchen; 2. Rattenfallen (Schlagfallen, Klappfallen, Tellereisen, fischreusenähnliche Drahtfallen, Zürnersche Wühlmausfalle, Wasserrattenfalle); 3. Rattengifte (Phosphorspeise, Meerzwiebelspeise und Zelio-Giftpaste[1]); 4. giftige Gase (Kohlenoxyd, Blausäure, Äthylenoxyd und Tritox[2]).
852. Worauf ist bei der Anwendung von Rattenfallen und Rattengiften besonderer Wert zu legen?	**852.** Auf die Auswahl eines richtigen Köders. Zweckmäßig werden solche Nahrungsmittel als Lockspeise benutzt, die für gewöhnlich den Ratten nicht zur Verfügung stehen, z. B. in Schlächtereien pflanzliche Köder, in Bäckereien tierische Stoffe. Die Art des Köders (Speck, Wurst, Käse, gebratene Heringe, Küchenabfälle, eventuell mit Aniszusatz) muß öfter gewechselt werden.
853. Worauf ist zu achten, damit die Ratten nicht von den Fallen ferngehalten werden?	**853.** Es ist darauf zu achten, daß die benutzten Fallen mit heißer Sodalösung gründlich gescheuert, mit Wasser abgespült und getrocknet werden, da anhaftende Haare oder Spuren von Rattenkot u. dgl. genügen, um die Tiere von dem Berühren der Falle abzuhalten.
854. Woher werden die Rattengifte bzw. die Giftspeisen (Phosphor- oder Meerzwiebelspeise) zweckmäßig bezogen?	**854.** Aus einer Apotheke oder einem anderen zum Handel mit Giften berechtigten Geschäft.
855. In welcher Form werden die Giftspeisen ausgelegt?	**855.** In der Form von etwa 5 g schweren Brocken.
856. Wie lange halten sich die genannten Giftspeisen genügend frisch?	**856.** Sie halten sich in der Regel nur bis zu 8 Tagen genügend frisch.
857. Was geschieht mit dem übriggebliebenen Köder?	**857.** Er wird gesammelt und verbrannt.
858. Was ist Zelio-Giftpaste[1])?	**858.** Zelio-Giftpaste ist eine stark giftige, geruch- und geschmackfreie Paste von blauer Farbe.
859. Worin wird die mit der Zeliopaste zu bereitende Giftspeise ausgelegt, damit Menschen und Tiere nicht gefährdet werden?	**859.** In einer Rattenfutterkiste.
860. Wie kann man eine Rattenfutterkiste in einfacher Weise herstellen?	**860.** Man nimmt eine alte Kiste, deren Deckel man mit einem Hängeschloß verschließbar macht und an deren beiden Stirnseiten man ein Loch einschneidet, das gerade einer Ratte den Durchtritt gestattet.

---

[1]) Zelio-Giftpaste wird von der Firma Farbenindustrie in Leverkusen a. Rh. hergestellt.

[2]) Die sehr giftigen Gase Blausäure, Äthylenoxyd und Tritox dürfen jedoch nur von solchen Personen angewendet werden, die dazu eine besondere behördliche Erlaubnis haben, dazu besonders vorgebildet und mit besonderer Ausrüstung (Sauerstoffgerät) versehen sind.

Frage:

Antwort:

861. Wie stellt man die in diese Futterkiste zu bringende Zelio-Giftspeise her?

861. Man nimmt gesüßten Kartoffelbrei, dem man die Zeliopaste zu etwa dem 10. Teil beimischt (einige Tage vorher unvergifteten Kartoffelbrei auslegen!).

862. Warum empfiehlt sich die Verwendung von Kartoffelbrei?

862. Weil er nicht verschleppt werden kann und an Ort und Stelle verzehrt werden muß.

863. Welche besondere Vorsicht ist beim offenen Auslegen von Rattengift geboten?

863. Das Giftlegen darf nur an solchen Stellen vorgenommen werden, wo Kinder und Nutztiere nicht hingelangen können.

864. Wo kommt die Anwendung von giftigen Gasen zur Rattenvertilgung nur in Frage?

864. Die Anwendung von giftigen Gasen kommt nur dort in Frage, wo die Vertilgungsarbeiten durch besonders ausgebildetes Personal von Gesundheitsbehörden (wie z. B. in Hafenstädten) oder durch — zu dem speziellen Zweck — konzessioniertes Personal von gewerbsmäßigen Unternehmern für Schädlingsbekämpfung ausgeführt werden.

865. Was ist noch bezüglich einer erfolgreichen Bekämpfung der Rattenplage von Wichtigkeit?

865. Daß gegen die Ratten nicht nur mit einem, sondern mit verschiedenen Mitteln, und zwar abwechselnd vorgegangen wird. Außerdem ist ein gleichzeitiges Vorgehen der Nachbarn notwendig, weil die Tiere sonst von der Nachbarschaft in die rattenfrei gemachten Örtlichkeiten wieder einwandern. Auch sind die Tilgungsversuche öfters zu wiederholen.

866. Welche Mittel sind für die Mäusevertilgung zu empfehlen?

866. Der Hauptsache nach die bei der Rattenvertilgung genannten Mittel, außerdem noch Strychninweizen, Castrix- und Zelio-Giftkörner[1]).

867. Welches Verfahren zur Bekämpfung der Feld- und Wühlmäuse auf dem Lande empfiehlt sich am meisten?

867. Das Hora-Räucherverfahren.

868. Wie geschieht die Anwendung des Hora-Räucherverfahrens?

868. In den Hora-Räucherapparat[2]) wird die entzündete Horapatrone eingeschoben und die Gasaustrittsöffnung des Apparates möglichst weit in den Schädlingsbau hineingeschoben.

869. Worauf beruht die Wirkung des Verfahrens?

869. Die Wirkung des Verfahrens beruht darauf, daß das sich entwickelnde Gas, welches schwerer als Luft ist, sich in den Bau der Schädlinge senkt und die Gänge derselben durchdringt, wobei die von Gas erfaßten Mäuse rasch zugrunde gehen.

---

[1]) Castrix- und Zelio-Giftkörner werden von der Firma Farbenindustrie in Leverkusen a. Rh. hergestellt.

[2]) Der Hora-Räucherapparat ist zu beziehen durch Georg Dreyer & Co., Generalvertretung der Deutschen Gesellschaft für Schädlingsbekämpfung in Frankfurt a. M.

V. Die persönliche Hygiene des Desinfektors oder Krankenpflegers.

Manche Neulinge auf dem Gebiet der Desinfektion zeigen eine übertriebene Ängstlichkeit vor Ansteckung. Eine solche ist jedoch nicht begründet. Einerseits haben die Natur und die wissenschaftliche Forschung mit ihren praktischen Folgerungen dafür gesorgt, daß auch hier „die Bäume nicht in den Himmel wachsen", andererseits genügen meist ganz einfache Mittel und Verhaltungsmaßregeln, um sich vor Ansteckungen zu schützen, wie zum Teil auch schon aus den vorhergehenden Kapiteln hervorgeht.

Zunächst ist bemerkenswert, daß bei den einzelnen Menschen eine verschieden große Empfänglichkeit oder persönliche Disposition für die verschiedenen übertragbaren Krankheiten besteht, abgesehen von der zu gewissen Zeiten und an gewissen Orten bestehenden sog. zeitlichen und örtlichen Disposition.

Besonders hervorzuheben ist die Bedeutung der individuellen oder persönlichen. Disposition. So beobachtet man bei Epidemien, daß nur ein Teil der der Seuchengefahr ausgesetzten Bevölkerung erkrankt und in manchen Familien eine größere Empfänglichkeit für gewisse Infektionskrankheiten besteht als in anderen. Wenn auch das völlige oder auch weitgehende Verschontbleiben bestimmter Personen, z. B. Ärzte in Epidemiezeiten, durch ihr zweckmäßiges Verhalten zwanglos erklärt werden kann und daher Desinfektoren und Krankenpflegepersonen zum Vorbild dienen sollen, so muß man doch eine Unempfänglichkeit (Immunität) vieler Menschen annehmen. Andererseits kann eine gesteigerte Empfänglichkeit bei manchen Personen für einzelne Infektionskrankheiten vorliegen, die angeboren oder erworben sein kann. So ist bekannt, daß eine allgemeine Schwächung des Körpers durch Unterernährung (Hungern), Strapazen, durch Gifte (Alkohol) und chronische Krankheiten die Empfänglichkeit erhöhen können.

Der Desinfektor und Krankenpfleger soll daraus die Lehre ziehen, seinen Körper widerstandsfähig zu machen durch gute Ernährung — soweit dies in der heutigen Zeit möglich —, durch möglichste Vermeidung von alkcholischen Getränken, durch eine mäßige sportliche Betätigung, überhaupt durch eine vernünftige Lebensführung.

Es ist eine Erfahrungstatsache, daß die meisten Menschen, wie schon früher erwähnt, nach dem Überstehen mancher Infektionskrankheiten, z. B. der Pocken, des Typhus, der Masern, nicht zum zweiten Male von ihnen befallen werden. Von größter Wichtigkeit war die Erkenntnis, daß bei manchen Krankheiten nicht nur das Überstehen der klinisch deutlichen Erkrankung einen Schutz gegen eine Neuerkrankung verleiht, sondern daß sogar eine ganz leichte Erkrankung, ja sogar das Beherbergen von Bakterien wie bei den Keimträgern (siehe Nr. 42) den gleichen Schutz wie eine schwere Erkrankung zu verleihen vermag, was man stille Feiung genannt hat. Auf diese Weise werden ständig Tausende, ja Hunderttausende von Menschen gegen verschiedene Infektionskrankheiten, ohne daß sie es merken, geschützt. Gewiß eine von übertriebener Ängstlichkeit befreiende Erkenntnis, wenn man bedenkt, daß eine Tröpfchen- oder Kontaktinfektion manchmal schwer oder nicht vermeidbar ist, z. B. bei Diphtherie, Scharlach, Genickstarre und vor allem bei Grippe.

Von der Tatsache, daß sich durch Behandlung von Personen mit abgeschwächten oder abgetöteten Krankheitserregern ein Schutz gegen eine Infektion durch die betreffenden Krankheitskeime für eine gewisse Zeit erzielen läßt, wird bei der aktiven Schutzimpfung (aktive Immunisierung) gefährdeter Personen, namentlich bei Pocken, Diphtherie, Typhus, Cholera, Fleckfieber, Gebrauch gemacht.

Von der passiven Immunisierung (Serumprophylaxe) war in Kapitel A II schon die Rede.

Im ureigensten Interesse soll der Desinfektor oder die Krankenpflegeperson ausgedehnten Gebrauch von diesen segensreichen Maßnahmen der genannten Schutzimpfungen machen, die sehr viel zur Verhütung dieser Krankheiten beigetragen haben.

Zwecks möglichsten Verschontbleibens von Infektionskrankheiten ist noch wichtiger das persönliche hygienische Verhalten des Desinfektors oder Krankenpflegers. Das oberste Gebot in dieser Hinsicht ist die Beobachtung der größten Reinlichkeit in bezug auf seinen Körper, insbesondere seine Hände. Er darf dabei keinen Unterschied machen zwischen Reinlichkeit in seinem Privatleben und bei seiner Berufsausübung. Die Reinlichkeit muß ihm zur zweiten Natur werden.

Die Reinigung des Körpers mit Wasser und Seife räumt rein mechanisch die meisten gefährlichen Krankheitskeime weg. Besonders wichtig ist die häufige Reinigung und die Reinhaltung der Hände. Der Desinfektor und Krankenpfleger muß sich immer vor Augen halten, daß durch die Hände die meisten Infektionskrankheiten übertragen werden. Deshalb muß vor allem er stets den bekannten Spruch beherzigen und befolgen:

„Nach dem Stuhlgang, vor dem Essen Händewaschen nicht vergessen!"

Die Händewaschung soll natürlich mit Seife und möglichst unter fließendem Wasser vorgenommen werden; auf die gleichzeitige Reinigung der Fingernägel ist dabei Bedacht zu nehmen. Im Krankenzimmer von Infektionskranken und bei der Schlußdesinfektion muß natürlich die Händedesinfektion der Händewaschung vorausgehen.

Neben gründlichen Körperwaschungen — möglichst mit Kern- oder Schmierseife, nicht mit Sand- und Tonseife, die nur für die Händereinigung brauchbar ist und die Handtücher beschädigt — sind bekanntlich warme Wannen- und Brausebäder die besten Verfahren zur Reinigung des Körpers, von denen möglichst häufig Gebrauch zu machen ist.

Da die Hände die Hauptüberträger der Krankheitskeime sind, soll der Desinfektor auch außerhalb seiner beruflichen Tätigkeit es sich zur Richtschnur machen, seine Hände sauber zu halten und zu pflegen, so daß er seiner Umgebung als Vorbild dienen kann. Dazu gehört jedoch, daß er die eine oder andere üble Angewohnheit, die auch sonst leicht Anstoß erregen kann, ablegt bzw. unterläßt, weil er sonst dadurch bei der Berufsausübung leicht sich selbst und andere infizieren kann. Dazu gehören z. B. unnötigen Berührungen seines Mundes, der Nase, der Augenlider, der Haare, „Verlegenheitskratzen" am Kopfe u. dgl.

Zu seinem persönlichen Seuchenschutz dienen ferner die Vermeidung von Erkältungen als Hilfsursache für das Befallenwerden von Infektionen, wie Grippe, Anginen, bestimmte Arten der Lungenentzündung, Tuberkulose usw. Für sehr wichtig halte ich noch die Meidung überfüllter Kinos und Versammlungen und die Unterlassung unnötiger Reisen. Es muß jedem verständigen Menschen einleuchten, daß die heutzutage meist überfüllten Wartesäle und oft schmutzigen und vollgepfropften Personenzüge, in denen die Passagiere aller Art oft viele Stunden lang dicht an dicht stehen müssen, die beste Gelegenheit bieten, sich auf dem Wege der Kontakt-, Tröpfchen- oder Staubinfektion eine übertragbare Krankheit zuzuziehen. In letzterer Hinsicht können Desinfektoren und Krankenpfleger sowie Krankenschwestern durch entsprechende Aufklärung ihrerseits ebenfalls sehr segensreich wirken.

Bei der Ausübung des Berufes selbst müssen die genannten Personen sich besonders gewissenhaft eines persönlichen hygienischen Verhaltens befleißigen zu ihrem Selbstschutz und zur Vermeidung weiterer Krankheitsübertragungen. In den vorstehenden Kapiteln sind die meisten hierbei zu beachtenden Verhaltungsmaßregeln schon geschildert.

Der Pfleger oder der die laufende Desinfektion überwachende Desinfektor hat vor dem Eintritt in das Krankenzimmer einen waschbaren weißen Mantel oder einen Schutzanzug über der Kleidung anzulegen. Der Mantel muß am Hals und an den Handgelenken fest anschließen, die Kleidung völlig bedecken und hinten zu schließen sein. Sofern ein Schutzanzug getragen wird (z. B. bei Fleckfieber), müssen auch die Beinkleider an den Fußgelenken fest zu schließen sein. Handelt es sich um Fälle, bei denen mit Ungeziefer, insbesondere Läusen, zu rechnen ist, so ist es notwendig, die Unterkleidung und den Schutzanzug vorher mit einer DDT-haltigen Flüssigkeit, wie Gix, Lauseto neu u. dgl., zu imprägnieren.

Während des Dienstes müssen die betreffenden Personen vor allem auf ihre Hände achten bzw. ihre Bewegungen kontrollieren, keine unnützen Bewegungen ausführen und sich nie mit den Händen ins Gesicht oder in die Haare fahren.

Insbesondere ist noch folgendes zu beachten:

1. Vor jeder Hilfeleistung: Eintauchen der Hände in die Desinfektionslösung. Diese Maßnahme wird das Haften der Infektionskeime an den Händen möglichst verhüten oder ihre Abtötung bewirken.

2. Während jeder Hilfeleistung: Umsichtiges Verhalten, also z. B. bei Erkrankungen der oberen Luftwege und der Atmungsorgane, bei Hustenstößen des Kranken sich möglichst auf doppelte Armlänge vom Gesicht des Kranken fernhalten und bei Handreichungen während des Hustens möglichst von hinten an ihn herantreten, ferner unnötige Berührungen des Kranken unterlassen und Staubentwicklung im Krankenzimmer möglichst vermeiden.

3. Nach jeder Hilfeleistung: Desinfektion der Hände.

Vor dem Verlassen des Krankenzimmers und bei der Ablösung: Abreiben der Schuhe mit Desinfektionslösung, Ablegen des waschbaren Mantels oder Schutzanzuges sowie nochmalige gründliche Desinfektion und darauf Waschung der Hände.

Häufiges Desinfizieren kann die Haut der Hände spröde machen; man verhindert das Sprödewerden der Hände durch Einreiben mit Glyzerin.

Mahlzeiten und Getränke dürfen nur außerhalb des Krankenzimmers und auch hier nur mit Löffel, Messer und Gabel eingenommen werden; auch die Butterbrote! Im Notfalle dürfen letztere zusammen mit der Papierverpackung angefaßt werden.

Wechselt der Pfleger oder Desinfektor seine Wäsche (Schutzmantel, Handtücher, Taschentücher), so hat er die abgelegten Stücke zunächst zu desinfizieren und alsdann auszuwaschen oder zum Waschen zu geben.

Das persönliche hygienische Verhalten des Desinfektors bei der Schlußdesinfektion ist noch aus den in Kapitel B III B gemachten Ausführungen, dem nachfolgenden Kapitel VI und aus den Anlagen „Gang der Desinfektion" ersichtlich.

VI. Besonders zu beachtende Regeln.

1. Die Desinfektoren und Schwestern haben in allen Fällen, wo ihnen bei der Ausführung der Desinfektion Schwierigkeiten bereitet werden, sofort ihrem Vorgesetzten, gegebenenfalls der Ortspolizeibehörde hiervon Mitteilung zu machen.
2. Die Desinfektoren und Schwestern haben bei ihren Besuchen in den Häusern der Kranken sich jeglicher Eingriffe in die Behandlung und jeglicher Kritik der ärztlichen Anordnungen zu enthalten, widrigenfalls ihnen der Berechtigungsschein zur Ausführung der Desinfektionen (staatliche Anerkennung) entzogen werden kann.

3. Die mit der Überwachung der laufenden Desinfektion beauftragten Desinfektoren haben das Pflegepersonal, soweit es nicht selbst ausgebildet ist, und die etwa pflegenden Angehörigen über die zu beobachtenden Vorsichtsmaßregeln sowie über die Herstellung und Verwendung der Desinfektionsmittel eingehend und solange zu belehren, bis die Desinfektionsmaßnahmen richtig ausgeführt werden.

4. Die Ausführung der Desinfektion ist nur in dem vorgeschriebenen Überkleid oder Arbeitsanzug gestattet, die nach Beendigung der Desinfektion zu desinfizieren sind.

5. Jede Staubentwicklung bei der Arbeit ist möglichst zu vermeiden.

6. Der Breslauer Apparat ist feuersicher aufzustellen.

7. Gegenstände von Leder, Gummi, Pelz dürfen niemals im Dampf desinfiziert werden.

8. Die Verpackung und der Transport der zu desinfizierenden Sachen haben wie die Desinfektion einzelner Gegenstände stets mit größter Sorgfalt zu geschehen, da die Desinfektoren für etwaige Beschädigungen der ihnen anvertrauten Sachen verantwortlich sind und zum Ersatz des verursachten Schadens herangezogen werden können.

9. Handelt es sich um Entlausungen oder um die Pflege Fleckfieberkranker oder -verdächtiger, so haben die damit beauftragten Desinfektoren oder Schwestern mit Läusepuder oder Läuseemulsion imprägnierte Unterwäsche zu tragen.

   Für den Transport verlauster, mit Läusepuder eingestäubter Sachen hat die Zuschnürung der mit 5%iger Kresolseifenlösung oder 5%iger Karbolsäurelösung getränkten äußeren Umhüllungen so sicher zu erfolgen, daß ein Auswandern der Läuse ausgeschlossen ist.

10. Weder auf dem Hin- noch auf dem Rückwege dürfen die Desinfektoren andere Häuser als diejenigen, aus denen sie die Gegenstände holen oder zurückschaffen, betreten.

11. Es darf während der Desinfektion weder in den Wohnungen noch in den Räumen der Anstalt gegessen, getrunken oder geraucht werden. Ebensowenig dürfen Speisen und Getränke in den Desinfektions- und Lagerräumen der Anstalt aufbewahrt werden.

12. Nach beendigtem Dienst hat der Desinfektor unverzüglich und ehe er mit anderen Personen in Berührung kommt, in der Anstalt ein Bad zu nehmen.

C. Anhang.

Anleitungen zur Entnahme und Versendung von Untersuchungsmaterial.

I.

Anleitung zur Entnahme und Einsendung von typhus-, paratyphus- und ruhrverdächtigem Material an die bakteriologischen Untersuchungsanstalten.

Der Desinfektor oder die Schwester haben im Auftrage des Amtsarztes oder der Ortspolizeibehörde typhus-, paratyphus- und ruhrverdächtiges Material von Kranken[1]), krankheitsverdächtigen[2]), ansteckungsverdächtigen[3]) Personen oder Personen, die Typhus, Paratyphus oder Ruhr überstanden haben, in den ihnen näher angegebenen Zwischenräumen zu entnehmen und an die ihnen bezeichnete bakteriologische Untersuchungsanstalt einzusenden.

Bei Typhus und Paratyphus kommt für den Desinfektor oder die Schwester die Entnahme von Stuhl und Urin, bei Ruhr nur die des Stuhls in Betracht.

Hierbei sind die folgenden Punkte zu beachten:

1. Die zu benutzenden Gläser[4]) dürfen nicht zu dünnwandig sein und müssen mit einem Korke oder Gummistopfen fest verschlossen werden können. An den für die Aufnahme von Stuhl bestimmten Gläsern befindet sich gewöhnlich ein kleiner Entnahmelöffel in dem Korkstopfen.
2. Es sind einige Kubikzentimeter Stuhl oder Urin in die Gläser einzufüllen (d. i. Anfüllen der aus der Apotheke bezogenen Gläser bis etwa zur Hälfte).
3. Es ist streng darauf zu achten, daß das zur Untersuchung bestimmte Material vorher nicht mit einem Desinfektionsmittel in Berührung gekommen ist.
4. Ist beim Einfüllen das Glas oder der Stopfen an seiner Außenseite mit dem Untersuchungsmaterial in Berührung gekommen, so ist das erst fest verschlossene Glas äußerlich mit 5%iger Kresolseifenlösung oder 2%iger Sagrotanlösung abzuwaschen.
5. Nach jeder Entnahme haben der Desinfektor oder die Schwester die Abgänge und darauf ihre Hände in der vorgeschriebenen Weise zu desinfizieren.

---

[1]) „Krank" im Sinne der Reichsverordnung zur Bekämpfung übertragbarer Krankheiten vom 1. Dezember 1938 sind solche Personen, bei welchen eine der in diesem Gesetz aufgeführten Krankheiten (darunter auch Typhus, Paratyphus und Ruhr) festgestellt ist.

[2]) „Krankheitsverdächtig" sind solche Personen, welche unter Erscheinungen erkrankt sind, die den Ausbruch einer der dort aufgeführten Krankheiten rechtfertigen.

[3]) „Ansteckungsverdächtig" sind solche Personen, bei welchen zwar Krankheitserscheinungen noch nicht vorliegen, bei denen aber infolge ihrer nahen Berührung mit Kranken die Besorgnis gerechtfertigt ist, daß sie den Ansteckungsstoff einer dort aufgeführten Krankheit in sich aufgenommen haben.

[4]) In den Apotheken fast aller deutschen Länder werden jetzt geeignete Gläser in der vorgeschriebenen Verpackung vorrätig gehalten und können von dort kostenlos bezogen werden.

6. Jeder Sendung ist ein Begleitschreiben beizugeben, auf dem zu verzeichnen ist:
   a) Name
   b) Geschlecht ⎱ des Erkrankten;
   c) Alter ⎰
   d) Wohnort
   e) die mutmaßliche Erkrankung;
   f) Tag der Krankheit;
   g) Tag des Todes;
   h) Tag und Stunde der Entnahme des Materials;
   i) Name und Wohnort des behandelnden Arztes — Amtsarztes — oder die Orts-
      polizeibehörde, in deren Auftrag die Entnahme erfolgt ist;
   k) Name und Wohnort des absendenden Desinfektors.
7. Das mit Kork bzw. Gummistopfen fest verschlossene Glas wird in der vorgeschriebenen Weise in einer Blechhülse und diese in einer Holzhülle eingeschlossen und
   das Ganze samt Begleitschein in einem starken Briefbeutel zuverlässig verpackt.
   Letzterer muß mit deutlicher Adresse sowie mit dem Vermerke „Vorsicht" versehen werden.
8. Sowohl bei der Entnahme als auch bei der Verpackung und Versendung des Unter-
   suchungsmaterials ist jeder Zeitverlust zu vermeiden.

II.

Anleitung zur Entnahme und Einsendung von tuberkuloseverdächtigem
Material an die bakteriologischen Untersuchungsanstalten.

Als tuberkuloseverdächtiges Material kommen in erster Linie Lungen- und
Kehlkopfauswurf, dann auch Urin, Eiter, Wirbelkanalflüssigkeit usw. in Betracht.
   Bei der Entnahme und Einsendung des Lungen- und Kehlkopfauswurfs hat
der Desinfektor oder die Schwester folgende Punkte zu beachten:
1. Zur Untersuchung eignet sich am besten der morgens durch den Husten entleerte
   Lungen- bzw. Kehlkopfauswurf.
2. Zur Aufnahme des Materials dienen nicht zu dünnwandige Gläser[1]), welche mit
   einem Korke oder besser mit einem Gummistopfen fest verschlossen werden können.
3. Der zur Untersuchung bestimmte Auswurf wird entweder womöglich unmittelbar
   in das Versandgefäß vom Kranken entleert oder in dasselbe aus dem vorher benutzten Speigefäß übergefüllt.
4. Beim Einfüllen sind besonders die eitrigen Auswurfteile zu berücksichtigen. Das
   Versandgefäß wird womöglich bis zur Hälfte mit dem Auswurfe oder dem sonst
   in Betracht kommenden tuberkuloseverdächtigen Materiale angefüllt.
   Im übrigen ist nach den auf S. 124 u. S. 125 unter Ziffer 3—8 angegebenen Punkten
zu verfahren. Nur ist statt der 5%igen Kresolseifenlösung eine 5%ige Alkalysol- oder
6%ige Rohchloraminlösung zu verwenden.

---

[1]) Gläser für tuberkuloseverdächtiges Material werden in der vorgeschriebenen Verpackung in
den Apotheken fast aller deutschen Länder vorrätig gehalten und können von dort kostenlos bezogen werden.

III.

Anleitung zur Entnahme und Einsendung von diphtherie- und scharlachverdächtigem Material an die bakteriologischen Untersuchungsanstalten.

Hierbei sind folgende Punkte zu beachten:

1. Zur Aufnahme des Materials dienen schmale Röhrchen[1]), die mit einem Korke verschlossen sind, an dem ein mit einem sterilen Wattebäuschchen umwickelter Draht sich befindet.
2. Zwecks Entnahme des Materials wird der verdächtige Belag oder die beiden Mandeln mit dem Wattebausch — gegebenenfalls bei gleichzeitigem Herabdrücken der Zunge mit einem Spatel oder dergleichen — vorsichtig abgestrichen. Der Wattebausch wird darauf sofort wieder in das Röhrchen zurückversenkt.
3. Vor der Entnahme des Materials soll der Kranke nicht mit desinfizierenden Flüssigkeiten gurgeln.
4. Nach jeder Entnahme hat der Desinfektor oder die Pflegeperson die Hände in der vorgeschriebenen Weise zu desinfizieren.

Im übrigen ist nach den auf S. 125 unter Ziffer 6—8 angegebenen Punkten zu verfahren.

IV.

Anleitung zur Entnahme und Versendung von Wasserproben zur chemischen Untersuchung.

1. Jede Verunreinigung des Wassers durch die Probeentnahme ist sorgfältig zu vermeiden.
2. Als Entnahmegefäße sollen nur Glasflaschen aus farblosem Glase (womöglich neue) verwendet werden, da man sich bei diesen am besten von der Reinheit der Flaschen überzeugen kann.
3. Die Flaschen werden zuerst mit heißem und darauf mit kaltem Wasser gründlich gereinigt. An Ort und Stelle werden die Flaschen nochmals dreimal mit dem zu untersuchenden Wasser ausgespült und alsdann nahezu voll gefüllt.
4. Hinsichtlich der Einfüllung bzw. Entnahme des Wassers ist nachfolgendes zu beachten:
   a) Quellwasser läßt man direkt oder mittels eines vorher gut gereinigten Trichters in die Flaschen einlaufen;
   b) bei Pumpbrunnen muß erst 10 Minuten lang langsam und gleichmäßig abgepumpt werden, ehe man die Entnahme vornimmt;
   c) bei Kessel- oder Schöpfbrunnen wird ein vorher sorgfältig außen und innen gereinigter Eimer dreimal mit dem zu untersuchenden Wasser gefüllt und ausgespült, ehe man aus dem vierten Eimer die Wasserprobe entnimmt;
   d) bei zentralen Wasserleitungen läßt man das Wasser erst eine halbe Stunde lang aus dem Zapfhahne ablaufen, bevor man die Flasche füllt;
   e) bei Fluß- und Teichwasser werden die Flaschen nach vorausgegangener gründlicher Spülung durch Eintauchen derselben unter den Wasserspiegel gefüllt.

---

[1]) In den Apotheken fast aller deutschen Länder werden jetzt geeignete Röhrchen in der vorgeschriebenen Verpackung vorrätig gehalten und können von dort kostenlos bezogen werden.

5. Nach der Füllung der Flaschen werden dieselben womöglich mit einem Glasstopfen, sonst mit einem neuen, vorher ausgekochten und mit dem zu untersuchenden Wasser abgespülten Korke fest verschlossen, mit Pergamentpapier überbunden und etikettiert.

6. Auf dem Etikett sind die Wasserentnahmestelle und das Datum der Entnahme näher zu bezeichnen. Außerdem ist auf einem besonderen Begleitscheine noch anzugeben der Name und Wohnort des Arztes — Amtsarztes — oder die Ortspolizeibehörde, in deren Auftrag die Entnahme erfolgt ist, Name und Wohnort des einsendenden Desinfektors, ferner, wenn möglich, noch sonstige nähere Angaben bezüglich des Wassers bzw. seines Ursprungs.

7. Die zur chemischen Untersuchung erforderliche Wassermenge muß wenigstens 2 l betragen.

8. Die gefüllten und bezeichneten Flaschen sind in einer festen Kiste (keine Pappschachteln!) mit Holzwolle, Sägemehl od. dgl. vor Bruch gesichert zu verpacken und dann durch die Post als gewöhnliches Paket zu versenden.

V.

Anleitung zur Entnahme und Versendung von Wasserproben zur Untersuchung auf Bacterium coli, Typhus- und Ruhrbazillen.

Die Entnahme von Wasserproben für bakteriologische Zwecke hat unter noch größeren Vorsichtsmaßregeln zu geschehen als die für die chemische Untersuchung. So sind zunächst nur Gefäße zu verwenden, welche vorher durch Hitzewirkung keimfrei (steril) gemacht sind. Dann ist bei der Probeentnahme selbst Bedacht zu nehmen, daß das zu untersuchende Wasser ohne irgendwelche fremde Beimengungen gewonnen wird, insbesondere, daß jede fremde bakterielle Verunreinigung ausgeschlossen bleibt. Der Transport der Wasserproben hat auf dem raschesten Wege zu erfolgen.

Des näheren ist auf folgende Punkte besonders zu achten:

1. Zur Aufnahme des Wassers zur Untersuchung auf Bacterium coli dienen etwa 500 ccm fassende Glasflaschen mit Glasstopfen oder Flaschen mit Patent-Gummiverschluß. Sie werden bei geöffnetem Verschluß samt dem Stopfen eine Viertelstunde lang, von Wasser ganz bedeckt, ausgekocht, sodann geleert, abgekühlt und sobald als möglich mit dem zu untersuchenden Wasser gefüllt. Es können derartige schon keimfrei gemachte Gefäße auch von den zuständigen Untersuchungsanstalten bezogen werden und sind dann so bald als möglich zu verwenden.

2. Der Verschluß der keimfrei gemachten Entnahmegefäße darf erst unmittelbar vor deren Benutzung geöffnet werden.

3. Bei der Entnahme von Quellwasser ist ein Aufstellen der Entnahmegefäße auf den Boden, das Hineinfallen von Erde, Staub und sonstigen Verunreinigungen in das Quellwasser durchaus zu vermeiden.

4. Handelt es sich um die Wasserentnahme bei Pumpbrunnen oder zentralen Wasserleitungen an der Zapfstelle, so wird bei ersteren zuvor 10 Minuten lang abgepumpt, bei letzteren läßt man das Wasser erst eine halbe Stunde lang aus dem Zapfhahne ausfließen.

5. Zur Entnahme von Wasserproben aus einem Kessel- oder Schöpfbrunnen, aus einem Flusse, Teiche od. dgl. aus einer bestimmten Tiefe sind besondere Entnahmeapparate erforderlich, zu deren Handhabung der Desinfektor einer speziellen Anweisung seitens des Amtsarztes bedarf.

6. Unmittelbar vor dem Auffangen der Wasserproben muß der Desinfektor seine Hände gründlich reinigen. Beim Auffangen des Wassers hat der Desinfektor strenge darauf zu achten, daß seine Finger von der Flaschenöffnung möglichst entfernt bleiben und daß er den Glasstopfen oder sonstigen Verschluß nur an dem oberen Ende anfaßt. Ist aus Unvorsichtigkeit eine Berührung des oberen Flaschenrandes oder des unteren Endes des Verschlusses erfolgt, so ist die betreffende Flasche von der Verwendung auszuschließen.

7. Nach der Füllung werden die Gefäße sorgfältig verschlossen und etikettiert. Auf dem Etikett ist die Wasserentnahmestelle und die Zeit (Tag und Stunde) der Entnahme zu verzeichnen. Außerdem ist auf einem besonderen Begleitscheine noch anzugeben der Name und Wohnort des Arztes — Amtsarztes — oder die Ortspolizeibehörde, in deren Auftrag die Entnahme erfolgt ist, Name und Wohnort des einsendenden Desinfektors, ferner, wenn möglich, noch sonstige nähere Angaben bezüglich des Wassers bzw. seines Ursprungs.

8. Soll ein Wasser nur auf Bacterium coli untersucht werden, so genügt im allgemeinen die Einsendung von 500 ccm Wasser.

   Soll dagegen ein Wasser auf Typhus- oder Ruhrbazillen geprüft werden, so sind wenigstens 2 l des betreffenden Wassers, vorschriftsmäßig entnommen, einzusenden.

9. Die gefüllten und bezeichneten Gefäße sind sofort mit Holzwolle, Sägemehl od. dgl., und zwar mit kleinen Eisstückchen vermischt, in einer festen Holz- oder Blechkiste (keine Pappschachtel!) gut zu verpacken. Die Verwendung von Eisstückchen, namentlich in der wärmeren Jahreszeit, hat deshalb zu erfolgen, um eine Vermehrung der Keime der Wasserproben möglichst hintanzuhalten.

10. Die entnommenen Wasserproben müssen sofort nach ihrer Verpackung auf der Post als Eilpaket aufgegeben werden, damit die Proben spätestens 24 Stunden nach der Entnahme in der Untersuchungsanstalt eintreffen. Die Entnahme und Versendung von Wasserproben zur bakteriologischen Untersuchung hat daher an einem Tage vor einem Sonn- oder Feiertage zu unterbleiben.

Anlagen.

Gang der Desinfektion bzw. der Entlausung und Desinfektion.

Verzeichnis der Anlagen.

Anlage A. Gang bei der Überwachung der laufenden Desinfektion.

Anlage B. Gang bei einer chemisch-mechanischen Schlußdesinfektion.

Anlage C. Gang einer Schlußdesinfektion unter Zuhilfenahme der Formaldehyd.
desinfektion.

Anlage D. Gang einer Schlußdesinfektion unter Zuhilfenahme der Dampfdesinfektion-

Anlage E. Gang einer Schlußdesinfektion unter Zuhilfenahme der Formaldehyd- und
Dampfdesinfektion.

Anlage F. Gang der Entlausung und Desinfektion von Räumen.

Gang bei der Überwachung der laufenden Desinfektion seitens des Desinfektors.

Gang bei der Überwachung der laufenden Desinfektion seitens des Desinfektors[1].

a) Jedesmal mitzuführende Gegenstände:

1. 1 Tasche aus Segeltuch zur Aufnahme der folgenden Utensilien,
2. 2 waschbare Überkleider, jedes in einem besonderen Leinwandbeutel (wenn mehrere Desinfektionen bei verschiedenen Krankheiten auf demselben Rundgange zu überwachen sind, entsprechend mehr Überkleider),
3. 4 Handtücher,
4. einige weiche Wischtücher,
5. 1 Scheuerbürste,
6. 1 emailliertes Waschbecken, 1 Handbürste, 1 Nagelreiniger,
7. 1 Liter Kresolseifenlösung[2]),
8. 1 Liter Sagrotan[2]),
9. $^1/_4$ kg Soda (in Blechdose),
10. 2 kg Rohchloramin,
11. 2 Meßgefäße (zu 1 Liter und $^1/_2$ Liter, letzteres mit Teilstrichen).

Anmerkung: Bei der fortlaufenden Desinfektion wegen übertragbarer Gehirnentzündung, übertragbarer Kinderlähmung, Typhus, Paratyphus, bakt. Lebensmittelvergiftung, Ruhr, Weil'scher Krankheit und Cholera ist noch eine ausreichende Menge Ätzkalk und etwas rotes Lackmuspapier mitzuführen bzw. zu beschaffen.

Bei der fortlaufenden Desinfektion wegen Tuberkulose ist anstatt 1 Liter Kresolseifenlösung 1 Liter Alkalysol oder besser noch 1 Liter Parmetol oder 1 kg Rohchloramin mitzuführen.

b) Ausführung der fortlaufenden Desinfektion:

(Die nachstehende Reihenfolge kann naturgemäß nicht immer innegehalten werden.)

1. Anlegen des Überkleides vor dem Betreten des Krankenzimmers.
2. Kontrolle der Absonderung des Kranken.
3. Erkundigung nach dem Verbleib der Ausscheidungen des Kranken, der benutzten Leib- und Bettwäsche usf. zur alsbaldigen Desinfektion.
4. Kontrolle der Ausstattung des Krankenzimmers mit den nötigen Utensilien, gegebenenfalls Veranlassung der Ergänzung derselben.

Es muß im Krankenzimmer vorhanden sein:

a) ein geräumiges Gefäß zum Einlegen beschmutzter Bett- und Leibwäsche u. dgl. mehr,

b) ein Gas-, Petroleum- oder Spirituskocher zum Auskochen von Eß- und Trinkgeschirr und die dazu nötigen Töpfe und Tücher,

c) ein Schrubber mit Scheuertuch und ein Eimer zur Reinigung des Krankenzimmers,

d) eine Waschvorrichtung (2 Waschschüsseln, eine Handbürste, Seife und Handtücher) zur Händedesinfektion,

---

[1]) Für die Beschaffung der zur laufenden Desinfektion notwendigen Gerätschaften und Desinfektionsmittel hat der Haushaltungsvorstand oder im Falle des Unvermögens der jeweils hierzu verpflichtete Verband zu sorgen. Insoweit die zur Desinfektion notwendigen Gerätschaften und Desinfektionsmittel nicht zur Stelle sind, hat der Desinfektor den Hausgaltungsvorstand um deren Beschaffung höflichst zu ersuchen, im Weigerungsfalle hat er hiervon seinem Vorgesetzten bzw. der Ortspolizeibehörde Anzeige zu erstatten.

[2]) An Stelle der Kresolseifenlösung und des Sagrotans können auch andere, auf S. 49—58 aufgeführte Desinfektionsmittel entsprechend ihrer Verwendbarkeit für die einzelnen Gegenstände als Austauschmittel benutzt werden.

    e) die zur eigentlichen Krankenpflege notwendigen Gerätschaften, wie Stechbecken, Speigläser, Wattebäusche oder Mulläppchen zur Aufnahme von Ausscheidungen des Kranken,

    f) die erforderlichen Desinfektionsmittel in ausreichender Menge, Meßgefäße zum Abmessen derselben und 2 waschbare Überkleider.

5. Bereitung der Desinfektionsflüssigkeiten, gegebenenfalls Unterweisung der Pflegepersonen in der Herstellung und Anwendung der Desinfektionsmittel.

6. Desinfektion der Absonderungen des Kranken, der beschmutzten Leib- und Bettwäsche, und zwar möglichst sofort.

7. Desinfektion von Wasch- und Badewässern sofort nach Benutzung,

8. Desinfektion von Eß- und Trinkgeschirr, Messer und Gabeln u. dgl. sofort nach Benutzung.

9. Desinfektion des benutzten Aborts, etwa beschmutzter Holz- und Metallteile (des Fußbodens, der Wände, Türen, Fenster usw.) des Krankenzimmers.

10. Sofortige Desinfektion beschmutzter Körperteile des Kranken.

11. Waschen der Hände der Pflegeperson oder des Desinfektors vor und unmittelbar nach Berührung des Kranken oder seiner Ausscheidungen in 5%iger Kresolseifenlösung oder 2%iger Sagrotanlösung.

12. Täglich feuchte Reinigung des Krankenzimmers.

13. Desinfektion der Hände und Unterarme, ebentuell auch des Gesichts der Pflegeperson oder des Desinfektors vor dem Verlassen des Krankenzimmers.

14. Aufhängen des Überkleides in der Nähe der Tür bzw. Verpacken desselben in einem mit 5%iger Kresolseifenlösung oder 2%iger Sagrotanlösung getränkten Beutel zwecks Mitnahme desselben.

Gang bei einer chemisch-mechanischen Schlußdesinfektion.

Zu befolgen bei den meisten übertragbaren Krankheiten mit geringen Abweichungen, sofern nicht noch eine ergänzende Formaldehyd- oder Dampfdesinfektion vorgeschrieben ist.

Anlage B.

Gang bei einer chemisch-mechanischen Schlußdesinfektion.

Zu befolgen bei den meisten übertragbaren Krankheiten mit geringen Abweichungen, sofern nicht noch eine ergänzende Formaldehyd- oder Dampfdesinfektion vorgeschrieben ist.

a) Mitzuführende Gegenstände:

1. 1 Tasche zum Transportieren des Arbeitsanzuges,
2. 4 große, inwendig lackierte Blecheimer zum Ineinandersetzen (dienen zugleich zum Verpacken der Gerätschaften),
3. 4 Handtücher,
4. 1 spitze Möbelbürste für Polstermöbel,
5. 1 starke Handbürste, 1 Schrubber,
6. 2 Scheuertücher, einige weiße Wischtücher,
7. Meßgefäße zu 1 Liter und $^1/_2$ Liter, letzteres mit Teilstrichen,
8. 2 Liter Kresolseifenlösung[1]),
9. 2 Liter Sagrotan[1]),
10. $^1/_2$ Liter Formaldehydlösung (35%ig),
11. 1 kg Kaliseife (Schmierseife, grüne Seife oder schwarze Seife),
12. $^1/_4$ kg Soda in Blechdose,
13. 2 kg Rohchloramin[2]),
14. 10 kg Ätzkalk und etwas rotes Lackmuspapier[2]).

b) Ausführung der Desinfektion.

1. Anlegen des Arbeitsanzuges.
2. Bereitung der Desinfektionsflüssigkeiten (5%ige Kresolseifenlösung oder 2%ige Sagrotanlösung).
3. Einlegen der beschmutzten Überzüge der Betten und Bettlaken für 2 Stunden in 5%ige Kresolseifenlösung oder 2%ige Sagrotanlösung, nachher Spülen in Wasser.
4. Gründliches Abreiben oder Abbürsten von Matratzen, Strohsäcken, Betten, Bettstelle, Nachttisch, Bettvorlage und der Wandfläche in der Nähe des Bettes mit 2%iger Sagrotanlösung.
5. Aufwischen des Fußbodens und der Scheuerleisten mit 2%iger Sagrotanlösung.
6. Ausscheuern der von den Kranken benutzten Waschbecken und Badewannen mit 5%iger Kresolseifenlösung oder 2%iger Sagrotanlösung.
7. Einlegen von Zahn- und Nagelbürsten für 2 Stunden in 2%ige Sagrotan- oder 1%ige Formaldehydlösung, dann Nachspülen mit Wasser.
8. Auskochen von Eß- und Trinkgerät 15 Minuten lang in 2%iger Sodalösung, soweit nicht auskochbar Einlegen für 2 Stunden in Sagrotan- oder 1%ige Formaldehydlösung und alsdann Nachspülen in Wasser.
9. Abreiben von Spielsachen, gebrauchten Büchern u. dgl. mit 2%iger Sagrotan- oder 1%iger Formaldehydlösung.
10. Abreiben bzw. Abbürsten vom Kranken getragener Kleider mit 2%iger Sagrotan- oder 1%iger Formaldehydlösung.
11. Einlegen getragener Leibwäsche, Taschen- und Handtücher für 2 Stunden in 5%ige Kresolseifenlösung oder 2%ige Sagrotanlösung.

---

[1]) An Stelle der Kresolseifenlösung und des Sagrotans können auch andere, auf S. 49—58 aufgeführte Desinfektionsmittel entsprechend ihrer Verwendbarkeit für die einzelnen Gegenstände als Austauschmittel benutzt werden.

[2]) Nur mitzuführen bei übertragbarer Gehirnentzündung, übertragbarer Kinderlähmung, Typhus, Paratyphus, bakt. Lebensmittelvergiftung, Ruhr und Weilscher Krankheit.

12. Bereitung etwa notwendiger Chlorkalkmilch[1]).
13. Bereitung der Kalkmilch[1]).
14. Desinfektion der Ausleerungen und Absonderungen des Kranken in Nachtgeschirren, Stechbecken u. dgl.[1]).
15. Abwaschen des Sitzbrettes, Deckels und Fußbodens des Aborts mittels in 5%iger Kresolseifenlösung oder 2%iger Sagrotanlösung getränkten Lappens[1]).
16. Desinfektion der Abortgrube[1]).
17. Desinfektion der Düngerstätte, Rinnsteine, Kanäle usw.[1]).
18. Reinigung des Gesichts, des Bartes und der Hände mit 2%iger Sagrotanlösung.
19. Auswaschen der in 5%iger Kresolseifenlösung oder 2%iger Sagrotanlösung eingelegten Wäsche u. dgl.
20. Reinigung der benutzten Gerätschaften in 5%iger. Kresolseifenlösung oder 2%iger Sagrotanlösung, darauf in Wasser.
21. Gründliche Reinigung des Raumes mit heißer Seifenlösung und einer reichlichen Menge Wasser und ausgiebige Lüftung des Raumes.
22. Ausgießen der bei der Desinfektion gebrauchten Flüssigkeiten in den Abort.

---

[1]) Nur bei übertragbarer Gehirnentzündung, übertragbarer Kinderlähmung, Typhus, Paratyphus, bakt. Lebensmittelvergiftung, Ruhr und Weilscher Krankheit vorgeschrieben.

Gang einer Schlußdesinfektion unter Zuhilfenahme der Formaldehyddesinfektion.

Dringend empfohlen bei Diphtherie, Scharlach, übertragbarer Gehirnentzündung und übertragbarer Kinderlähmung.

<u>**Anlage C.**</u>

Gang einer Schlußdesinfektion unter Zuhilfenahme der Formaldehyddesinfektion.

Dringend empfohlen bei Diphtherie, Scharlach, übertragbarer Gehirnentzündung und übertragbarer Kinderlähmung.

a) Mitzuführende Gegenstände (für 150 cbm Rauminhalt ausreichend):

1. 1 Tasche aus Leinen zum Transportieren des Arbeitsanzuges,
2. 1 Mundschwamm mit Gummiband,
3. 1 Paket Watte,
4. $1/_4$ kg Wattestreifen,
5. $1/_2$ kg Fensterkitt (in Blechdose),
6. 1 Glaserkittmesser,
7. Packpapier, Stärkekleister (in Blechdose),
8. 1 Kleisterpinsel, Schere und Stecknadeln,
9. 1 Maßstab, 1 Bleistift,
10. 1 eisernes, zusammenklappbares Gestell,
11. 1 Paket Schnur,
12. 4 Handtücher,
13. 1 spitze Möbelbürste für Polstermöbel,
14. 1 starke Handbürste,
15. 2 Scheuertücher, einige weiche Wischtücher,
16. Wäscheleinen,
17. einige Holzklötze,
18. einige Kleiderbügel,
19. 3 große Blecheiner, inwendig lakkiert (dienen zugleich zum Verpacken der Gerätschaften),
20. 2 Liter Kresolseifenlösung[1]),
21. 2 Liter Sagrotan[1]),
22. 1 kg Kaliseife (Schmierseife, grüne Seife oder schwarze Seife),
23. $1/_4$ kg Soda in Blechdose,
24. 2 kg Rohchloramin,
25. 3 Liter Formaldehydlösung (35%ig),
26. $2^1/_2$ Liter Brennspiritus,
27. 1 Ammoniakentwickler nebst Schlauch,
28. 2 Liter Ammoniak (25%ig),
29. Meßgefäße zu 1 Liter und $1/_2$ Liter, letzteres mit Teilstrichen,
30. eine Blechrinne zum Auffangen verspritzter Ammoniaktropfen,
31. 1 Formalinverdampfungsapparat (hat der zu desinfizierende Raum über 100 cbm Inhalt, so sind 2 Apparate zu verwenden),
32. 2 Tabellen zur Berechnung:
    a) der Formalin-, Wasser- und Spiritusmenge,
    b) der Ammoniak- und Spiritusmenge, bzw. diese Anlage,
33. 10 kg Ätzkalk und etwas rotes Lackmuspapier[2]).

b) Ausführung der Desinfektion:

1. Anlegen des Anzuges.
2. Bereitung der Desinfektionsflüssigkeiten (5%ige Kresolseifenlösung oder 2%ige Sagrotanlösung).
3. Vorbinden des Schwammes.
4. Entfernung wertvoller Pflanzen und lebender Tiere aus dem Zimmer.
5. Einlegen von Bettbezügen und beschmutzter Wäsche in 5%ige Kresolseifenlösung oder 2%ige Sagrotanlösung.
6. Abwaschen beschmutzter Holzteile mit 5%iger Kresolseifenlösung oder 2%iger Sagrotanlösung und Nachreiben mit trockenen Wischtüchern.

---

[1]) An Stelle der Kresolseifenlösung und des Sagrotans können auch andere, auf S. 49—58 aufgeführte Desinfektionsmittel entsprechend ihrer Verwendbarkeit für die einzelnen Gegenstände als Austauschmittel benutzt werden.

[2]) Nur mitzuführen bei übertragbarer Gehirnentzündung und übertragbarer Kinderlähmung.

7. Befeuchtung der mit dem Kranken in Berührung gekommenen Plüsch- und ähnlichen Möbelüberzüge, Gummi-, Leder- und Pelzsachen mit 2%iger Sagrotanlösung.
8. Befeuchtung von Spalten, Rissen und Fugen des Fußbodens und der Wände mit 2%iger Sagrotanlösung.
9. Abwaschen der Lagerstellen und der in ihrer Umgebung auf wenigstens 2 m Entfernung befindlichen Gerätschaften, Wand- und Fußbodenflächen mit 2%iger Sagrotanlösung.
10. Abreiben warmer Öfen und warmer Wandteile mit in 2%iger Sagrotanlösung befeuchteter Bürste.
11. Abrücken der Möbel von den Wänden, Öffnen der Schranktüren, Herausziehen der Schübe usw.
12. Aufhängen von Betten, Decken, kleineren Teppichen, Kleidern u. dgl.
13. Desinfektion etwaiger Ausscheidungen des Kranken und des Waschwassers.
14. Einlegen von Zahn- und Nagelbürsten für 2 Stunden in 2%ige Sagrotan- oder 1%ige Formaldehydlösung.
15. Auskochen von vorgefundenem Eß- und Trinkgeschirr, Messern und Gabeln in 2%iger Sodalösung bzw. Einlegen in 2%ige Sagrotan- oder 1%ige Formaldehydlösung für 2 Stunden.
16. Abwaschen von vorgefundenen Spielsachen mit 2%iger Sagrotan- oder 1%iger Formaldehydlösung oder Verbrennen derselben.
17. Bereitung etwa notwendig werdender Rohchloraminlösung[1]).
18. Bereitung der Kalkmilch[1]).
19. Desinfektion der Ausleerungen und Ausscheidungen des Kranken in Nachtgeschirren, Stechbecken u. dgl.[1]).
20. Desinfektion des Aborts[1]).
21. Desinfektion der Abortgrube, der Düngerstätte, Rinnsteine usw.[1]).
22. Abdichtung des Raumes.
23. Durchstecken des Rohres der Blechrinne durch das Schlüsselloch der Außentür.
24. Berechnung des Kubikinhaltes des Raumes.
25. Einfüllen der erforderlichen Formalin- und Spiritusmengen in den Apparat.
26. Zweckmäßige und feuersichere Aufstellung des Apparates (allenfalls außerhalb des Raumes).
27. Anzünden des Spiritus.
28. Aufhängen des Arbeitsanzuges und des Schwammes im Raume.
29. Reinigung des Gesichtes, Bartes und der Hände mit 2%iger Sagrotanlösung.
30. Abdichten der Tür von außen.
31. Einleiten des Ammoniaks.
32. Öffnen des Zimmers und der Fenster.
33. Auswaschen der in 5%iger Kresolseifenlösung oder 2%iger Sagrotanlösung eingelegten Wäsche.
34. Reinigung der benutzten Gerätschaften in 5%iger Kresolseifenlösung oder 2%iger Sagrotanlösung, darauf in Wasser.
35. Gründliche Reinigung des Raumes mit heißer Seifenlösung und einer reichlichen Menge Wasser.
36. Ausgießen der gebrauchten Flüssigkeiten und vorgefundenen Arzneien in den Abort.
37. Abreiben polierter Möbel und Metallteile mit trockenen Wischtüchern.
38. Einordnen der Sachen.

---

[1]) Nur bei übertragbarer Gehirnentzündung und übertragbarer Kinderlähmung vorgeschrieben

Tabellen
zur Formalindesinfektion nach der Breslauer Methode.

Um 4 g Formaldehyd auf 1 cbm Raum zu entwickeln, ist der Breslauer Apparat zu beschicken mit:

Raumgröße in cbm	Formaldehyd 35%	Wasser	Spiritus 90%	Ammoniak 25%	Spiritus 90%
10	400	600	200	150	15
20	550	850	300	300	30
30	650	1000	400	400	40
40	800	1200	500	550	50
50	900	1350	550	600	60
60	1000	1500	600	750	75
70	1150	1750	750	900	90
80	1250	1850	800	1000	100
90	1400	2100	900	1150	120
100	1500	2250	1000	1200	130
110	1650	2500	1050	1350	140
120	1750	2650	1150	1500	150
130	1900	2850	1250	1600	160
140	2000	3000	1300	1750	170
150	2100	3150	1350	1800	180

Anmerkung: Bei überfüllten Räumen ist die Einwirkung des Formaldehydgases von 4 Stunden auf 7 Stunden zu verlängern.

Gang einer Schlußdesinfektion unter Zuhilfenahme der Dampfdesinfektion.

In jedem Falle zu befolgen bei **Cholera**, Typhus, Paratyphus und bakterieller Lebensmittelvergiftung.

Gang einer Schlußdesinfektion unter Zuhilfenahme der Dampfdesinfektion.

In jedem Falle zu befolgen bei **Cholera**, **Typhus**, **Paratyphus** und **bakterieller Lebensmittelvergiftung**.

a) Mitzuführende Gegenstände:

1. 1 besonderer Transportwagen zur Aufnahme der zu desinfizierenden Gegenstände,
2. 1 Tasche zum Transportieren des Arbeitsanzuges,
3. 4 große, inwendig lackierte Blecheimer,
4. 4 Handtücher,
5. 1 spitze Möbelbürste für Polstermöbel,
6. 1 Handbürste, 1 Schrubber,
7. 2 Scheuertücher, einige weiche Wischtücher,
8. 1 Maßstab, 1 Bleistift,
9. Meßgefäße zu 1 Liter und $^1/_2$ Liter, letzteres mit Teilstrichen,
10. 4 Überzüge für Matratzen, 10 größ. Umhüllungen für Betten, Teppiche, Decken u. dgl., 10 Beutel für Wäsche, Kleider u. dgl.,
11. 1 Paket Schnur,
12. 2 Liter Kresolseifenlösung,
13. 2 Liter Sagrotan,
14. 1 kg Kaliseife (Schmierseife, grüne Seife oder schwarze Seife),
15. $^1/_4$ kg Soda in Blechdose,
16. 2 kg Rohchloramin,
17. 10 kg Ätzkalk und etwas rotes Lackmuspapier.

b) Ausführung der Desinfektion:

1. Anlegen des Arbeitsanzuges.
2. Bereitung der Desinfektionsflüssigkeiten.
3. Einlegen beschmutzter Wäsche und waschbarer Kleidungsstücke in 5%ige Kresolseifenlösung oder 2%ige Sagrotan- oder 1%ige Rohchloraminlösung.
4. Abwaschen und Abscheuern der Lagerstellen und der in ihrer Umgebung auf wenigstens 2 m Entfernung befindlichen Gerätschaften, Wand- und Fußbodenflächen mit 5%iger Kresolseifenlösung oder 2%iger Sagrotanlösung, Nachreiben mit trockenen Wischtüchern.
5. Gründliche Befeuchtung der mit dem Kranken in Berührung gekommenen Plüsch- oder ähnlichen Möbelbezüge, Gummi-, Leder- oder Pelzsachen mit 2%iger Sagrotanlösung oder 1%iger Formaldehydlösung.
6. Befeuchtung von Spalten, Rissen und Fugen des Fußbodens und der Wände mit 2%iger Sagrotanlösung oder 1%iger Rohchloraminlösung.
7. Verpacken der Matratzen, Betten, Decken, kleineren Teppiche, Kleider usw. in den Umhüllungen und Aufstellung der Pakete vor dem Zimmer; gleichzeitiges Anfertigen zweier Verzeichnisse über die verpackten Gegenstände.
8. Auskochen von vorgefundenem Eß- und Trinkgeschirr, Messern und Gabeln in 2%iger Sodalösung oder Einlegen in 2%ige Sagrotan- oder 1%ige Formaldehydlösung für 2 Stunden.
9. Bereitung etwa notwendiger 2%iger Rohchloraminlösung.
10. Desinfektion etwa vorhandenen Schmutzwassers (Waschwassers, Badewassers).
11. Bereitung der Kalkmilch.
12. Desinfektion der Ausleerungen und Absonderungen des Kranken in Nachtgeschirren, Stechbecken u. dgl.
13. Desinfektion des Abortes, gegebenenfalls auch des Pissoirs.
14. Desinfektion der Abortgrube.

15. Desinfektion der Düngerstätte, Rinnsteine, Kanäle usw.
16. Verpackung des Arbeitsanzuges.
17. Reinigung des Gesichts, des Bartes und der Hände mit 2%iger Sagrotanlösung oder 0,5%iger Rohchloraminlösung.
18. Beförderung der verpackten Gegenstände in dem Transportwagen nach der Anstalt.
19. Desinfektion der Gegenstände im Dampfapparat.
20. Rückbeförderung der im Dampf desinfizierten Gegenstände.
21. Ablassen des Badewassers und Desinfektion der Badewanne.
22. Auswaschen der in die Desinfektionsflüssigkeit eingelegten Wäsche.
23. Reinigung der benutzten Gerätschaften in 5%iger Kresolseifenlösung oder 2%iger Sagrotanlösung, darauf in Wasser.
24. Gründliche Reinigung des Raumes mit heißer Seifenlösung und einer reichlichen Menge Wasser und ausgiebige Lüftung des Raumes.
25. Ausgießen der bei der Desinfektion gebrauchten Lösungen, der desinfizierten Flüssigkeiten und vorgefundenen Arzneien in den Abort.
26. Einordnen der Sachen.

Gang einer Schlußdesinfektion unter Zuhilfenahme der Formaldehyd- und Dampfdesinfektion.

In jedem Falle zu befolgen bei **Pocken, Pest und Aussatz,** ferner dringend empfohlen bei **Tuberkulose.**

Anlage E.

Gang einer Schlußdesinfektion unter Zuhilfenahme der Formaldehyd- und Dampfdesinfektion.

In jedem Fall zu befolgen bei **Pocken, Pest und Aussatz,** ferner dringend empfohlen bei **Tuberkulose.**

a) Mitzuführende Gegenstände (für 150 cbm Rauminhalt ausreichend):

1. 1 besonderer Transportwagen zur Aufnahme der zu desinfizierenden Gegenstände,
2. 1 Tasche aus Leinen zum Transportieren des Arbeitsanzuges,
3. 1 Mundschwamm mit Gummiband,
4. 1 Paket Watte,
5. $^1/_4$ kg Wattestreifen,
6. $^1/_2$ kg Fensterkitt (in Blechdose),
7. 1 Glaskittmesser,
8. Packpapier, Stärkekleister (in Blechdose),
9. 1 Kleisterpinsel, Schere und Stecknadeln,
10. 1 Maßstab, 1 Bleistift,
11. 1 eisernes, zusammenklappbares Gestell,
12. 1 Paket Schnur,
13. 3 große Blecheimer, inwendig lakkiert,
14. 4 Handtücher,
15. 1 spitze Möbelbürste für Polstermöbel,
16. 1 Handbürste, 1 Schrubber,
17. 2 Scheuertücher, einige weiche Wischtücher,
18. Wäscheleinen,
19. einige Holzklötze,
20. einige Kleiderbügel,
21. 4 Überzüge f. Matratzen, 10 größere Umhüllungen für Betten, Teppiche, ·Decken u. dgl., 10 Beutel f. Wäsche, Kleider u. dgl.,
22. 2 Liter Kresolseifenlösung[1]), [2]).
23. 2 Liter Sagrotan[1]), [2]).
24. 1 kg Kaliseife (Schmierseife, grüne Seife oder schwarze Seife),
25. $^1/_4$ kg Fensterkitt (in Blechdose),
26. 2 kg Rohchloramin,
27. 10 kg Ätzkalk und etwas rotes Lackmuspapier,
28. 3 Liter Formaldehydlösung (35%ig),
29. $2^1/_2$ Liter Brennspiritus,
30. 1 Ammoniak-Entwickler nebst Schlauch,
31. 2 Liter Ammoniak (25%ig),
32. Meßgefäße zu 1 Liter und $^1/_2$ Liter, letzteres mit Teilstrichen,
33. eine Blechrinne zum Auffangen verspritzter Ammoniaktropfen,
34. 1 Formalinverdampfungsapparat (hat der zu desinfizierende Raum über 100 cbm Inhalt, so sind 2 Apparate zu verwenden),
35. 2 Tabellen zur Berechnung:
    a) der Formalin-, Wasser- und Spiritusmenge,
    b) der Ammoniak- und Spiritusmenge, bzw. diese Anlage.

b) Ausführung der Desinfektion:

1. Anlegen des Anzuges.
2. Bereitung der 5%igen Kresolseifenlösung oder 2%igen Sagrotanlösung (bei Tuberkulose 5%ige Parmetol- oder 6%ige Rohchloraminlösung).
3. Vorbinden des Schwammes.
4. Entfernung wertvoller Pflanzen und lebender Tiere aus dem Zimmer.

[1]) An Stelle der Kresolseifenlösung und des Sagrotans können auch andere, auf S. 49—58 aufgeführte Desinfektionsmittel entsprechend ihrer Verwendbarkeit für die einzelnen Gegenstände als Austauschmittel benutzt werden.

[2]) Bei **Tuberkulose** sind an Stelle von Kresolseifenlösung oder einem Austauschmittel 2 Liter Parmetol oder 2 Liter Alkalysol mitzuführen; ferner an Stelle von Sagrotan 2 kg Rohchloramin.

5. Einlegen von Bettbezügen und beschmutzter Wäsche in 5%ige Kresolseifenlösung oder 2%ige Sagrotanlösung (bei Tuberkulose in 5%ige Parmetol- oder 6%ige Rohchloraminlösung).
6. Abwaschen beschmutzter Holzteile mit 5%iger Kresolseifenlösung oder 2%iger Sagrotanlösung (bei Tuberkulose mit 5%iger Parmetol- oder 6%iger Rohchloraminlösung) und Nachreiben mit trockenen Wischtüchern.
7. Befeuchtung der mit dem Kranken in Berührung gekommenen Plüsch- und ähnlichen Möbelüberzüge, Gummi-, Leder- und Pelzsachen mit 2%iger Sagrotanlösung (bei Tuberkulose mit 5%iger Parmetollösung).
8. Befeuchtung von Spalten, Rissen und Fugen des Fußbodens und der Wände mit 2%iger Sagrotanlösung (bei Tuberkulose mit 5%iger Parmetol- oder 6%iger Rohchloraminlösung).
9. Abwaschen der Lagerstellen und der in ihrer Umgebung auf wenigstens 2 m Entfernung befindlichen Gerätschaften, Wand- und Fußbodenflächen mit 2%iger Sagrotanlösung (bei Tuberkulose wie vor).
10. Abreiben warmer Öfen und warmer Wandteile mit in 2%iger Sagrotanlösung befeuchteter Bürste (bei Tuberkulose wie vor).
11. Abrücken der Möbel von den Wänden, Öffnen der Schranktüren, Herausziehen der Schübe usw.
12. Verpackung der Matratzen, Betten, Decken, kleineren Teppiche, Kleider usw. in den Umhüllungen und Aufstellen der Pakete vor dem Zimmer; gleichzeitiges Anfertigen zweier Verzeichnisse über die verpackten Gegenstände.
13. Auskochen von vorgefundenem Eß- und Trinkgeschirr, Messern und Gabeln in 2%iger Sodalösung bzw. Einlegen in 2%ige Sagrotanlösung oder in 1%ige Formaldehydlösung (bei Tuberkulose in 5%ige Parmetol- oder 2%ige Formaldehydlösung).
14. Desinfektion der Ausscheidungen und Absonderungen des Kranken und des Waschwassers mit den Desinfektionsflüssigkeiten (bei Tuberkulose mit 6%iger Rohchloraminlösung).
15. Gegebenenfalls Desinfektion des Aborts und der Abortgrube.
16. Abdichtung des Raumes.
17. Durchstecken des Rohres der Blechrinne durch das Schlüsselloch der Außentür.
18. Berechnung des Kubikinhaltes des Raumes.
19. Einfüllen der erforderlichen Formalin- und Spiritusmengen in den Apparat.
20. Zweckmäßige und feuersichere Aufstellung des Apparates (allenfalls außerhalb des Raumes).
21. Anzünden des Spiritus.
22. Aufhängen des Arbeitsanzuges und des Schwammes im Raume.
23. Reinigung des Gesichtes, Bartes und der Hände mit 2%iger Sagrotanlösung (bei Tuberkulose mit 5%iger Parmetollösung).
24. Abdichten der Tür von außen.
25. Beförderung der verpackten Gegenstände in dem Transportwagen nach der
26. Desinfektion der Gegenstände im Dampfapparate.   [Anstalt.
27. Rückbeförderung der im Dampf desinfizierten Gegenstände.
28. Einleiten des Ammoniaks.
29. Öffnen des Zimmers und der Fenster.
30. Auswaschen der in die Desinfektionsflüssigkeiten eingelegten Wäsche.
31. Reinigung der benutzten Gerätschaften in 5%iger Kresolseifenlösung oder 2%iger Sagrotanlösung, darauf in Wasser (bei Tuberkulose in 5%ige Parmetol- oder 6%ige Rohchloraminlösung).
32. Gründliche Reinigung des Raumes mit heißer Seifenlösung und einer reichlichen Menge Wasser.
33. Ausgießen der gebrauchten Flüssigkeiten und vorgefundenen Arzneien in den Abort.
34. Abreiben polierter Möbel und Metallteile mit trockenen Wischtüchern.
35. Einordnen der Sachen.

Tabellen
zur Formalindesinfektion nach der Breslauer Methode.

Um 5 g Formaldehyd auf 1 cbm Raum zu entwickeln, ist der Breslauer Apparat zu beschicken mit:

Raumgröße in cbm	Form-aldehyd 35%	Wasser	Spiritus 90%	Ammoniak 25%	Spiritus 90%
10	400	600	200	150	15
20	550	850	300	300	30
30	650	1000	400	400	40
40	800	1200	500	550	50
50	900	1350	550	600	60
60	1000	1500	600	750	75
70	1150	1750	750	900	90
80	1250	1850	800	1000	100
90	1400	2100	900	1150	120
100	1500	2250	1000	1200	130
110	1650	2500	1050	1350	140
120	1750	2650	1150	1500	150
130	1900	2850	1250	1600	160
140	2000	3000	1300	1750	170
150	2100	3150	1350	1800	180

Anmerkung: Bei Pocken, Pest und Aussatz ist die Einwirkungsdauer des Formaldehydgases, wenn irgend möglich, auf 7 Stunden auszudehnen.

Gang der Entlausung und Desinfektion von Räumen bei Fleckfieber und Rückfallfieber

(ohne Anwendung eines hochgiftigen Gases).

Anlage F.

Gang der Entlausung und Desinfektion von Räumen bei Fleckfieber und Rückfallfieber[1])

(ohne Anwendung eines hochgiftigen Gases).

a) Mitzuführende Gegenstände:

1. 1 besonderer Transportwagen zur Aufnahme der zu entlausenden Gegenstände,
2. 1 Tasche aus Leinen zum Transportieren des Schutzanzuges nebst Schuhzeug und Gummihandschuhen,
3. 1 Bleistift,
4. 4 große Blecheimer, inwendig lakkiert,
5. 4 Handtücher,
6. 1 spitze Möbelbürste für Polstermöbel,
7. 1 Handbürste, 1 Schrubber,
8. 2 Scheuertücher, einige weiche Wischtücher,
9. 4 Überzüge für Matratzen, 10 größere Umhüllungen für Betten, Teppiche, Decken u. dgl., 10 Beutel für Wäsche, Kleider u. dgl.,
10. 1 Paket Schnur,
11. 1 kg DDT-Läusepulver,
12. 1 Pulverzerstäuber,
13. 3 Liter Kresolseifenlösung oder 3 Liter verflüssigte Karbolsäure[2]),
14. 1 kg Kaliseife (Schmierseife, grüne Seife oder schwarze Seife),
15. $^1/_4$ kg Soda in Blechdose,
16. Meßgefäße zu 2 Liter, 1 Liter und $^1/_4$ Liter, letzteres mit Teilstrichen.

b) Ausführung der Entlausung und Desinfektion.

1. Anlegen des Anzuges.
2. Bereitung der 5%igen Kresolseifenlösung oder der 5%igen Karbolsäurelösung.
3. Einlegen von Leib- und Bettwäsche sowie waschbaren Kleidungsstücken in 5%ige Kresolseifenlösung oder 5%ige Karbolsäurelösung für 2 Stunden, gegebenenfalls auch Auskochen dieser Gegenstände oder Behandlung mittels Wasserdampf oder trockener Hitze.
4. Einlegen von Kämmen, Bürsten und Lederzeug in 5%ige Kresolseifenlösung oder 5%ige Karbolsäurelösung für 2 Stunden und nachheriges Aufhängen des Lederzeuges zum Trocknen.
5. Abwaschen beschmutzter Holzteile mit 5%iger Kresolseifenlösung oder 5%iger Karbolsäurelösung und Nachreiben mit trockenen Wischtüchern.
6. Befeuchtung der mit dem Kranken in Berührung gekommenen Plüsch- und ähnlichen Möbelüberzüge, Gummi-, Leder- und Pelzsachen mit 5%iger Kresolseifenlösung oder 5%iger Karbolsäurelösung nach vorherigem gründlichem Einstäuben mit dem Läusepulver. (Leder- und Pelzsachen werden am sichersten durch trockene Hitze entlaust, sofern sie naß sind, sind sie vorher zu trocknen.)
7. Befeuchtung von Spalten, Rissen und Fugen des Fußbodens und der Wände mit 5%iger Kresolseifenlösung oder 5%iger Karbolsäurelösung.
8. Abwaschen der Lagerstellen und der in ihrer Umgebung auf wenigstens 2 m Entfernung befindlichen Möbel, Gerätschaften, Wand- und Fußbodenflächen mit 5%iger Kresolseifenlösung oder 5%iger Karbolsäurelösung.

---

[1]) Bei der Verpackung der für den Transport nach dem Dampf- oder Heißluftapparat bestimmten Gegenstände ist die Zuschnürung der mit 5%iger Kresolseifenlösung oder 5%iger Karbolsäurelösung getränkten äußeren Umhüllungen so sicher vorzunehmen, daß ein Auswandern der Läuse unmöglich ist.

[2]) An Stelle der Kresolseifenlösung und der Karbolsäure können als Austauschmittel Lysol oder Liquor Cresoli „Grünau" mitgeführt werden. Sie werden in der gleichen Verdünnung und zu den gleichen Zwecken verwendet.

9. Gründliches Einstäuben der nicht waschbaren Kleidungsstücke, Matratzen, Federbetten, Decken, kleineren Teppiche usw., Verpacken in den doppelten Umhüllungen (gründliche Durchtränkung der Außenhüllen mit 5%iger Kresolseifenlösung oder 5%iger Karbolsäurelösung, sichere Zuschnürung!) und Aufstellen der Pakete vor dem Zimmer zwecks Abtransports in den Dampf- oder Heißluftapparat; gleichzeitiges Anfertigen zweier Verzeichnisse über die verpackten Gegenstände.
10. Entfernung gefüllter Waschbecken und Badewannen und Ausscheuern derselben mit 5%iger Kresolseifenlösung oder 5%iger Karbolsäurelösung und darauffolgendes Ausspülen mit Wasser.
11. Verbrennen von Gegenständen von geringem Wert (Inhalt von Strohsäcken, Lumpen u. dgl.).
12. Einlegen des Arbeitsanzuges in 5%ige Kresolseifenlösung oder 5%ige Karbolsäurelösung, ferner gründliches Abwaschen des Schuhzeugs und der Gummihandschuhe mit einer dieser Lösungen.
13. Reinigung des Gesichtes, Bartes und der Hände mit 5%iger Kresolseifenlösung oder 5%iger Karbolsäurelösung (Vorsicht, damit nichts in die Augen kommt).
14. Beförderung der verpackten Gegenstände in den Transportwagen nach der Entlausungsanstalt bzw. nach den Entlausungsapparaten.
15. Entlausung der Gegenstände im Dampf- oder Heißluftapparate.
16. Rückbeförderung der im Dampf oder in der heißen Luft entlausten Gegenstände.
17. Auswaschen der in 5%ige Kresolseifenlösung oder 5%ige Karbolsäurelösung eingelegten Wäsche, Kämme und Bürsten.
18. Reinigung der benutzten Gerätschaften in 5%iger Kresolseifenlösung oder 5%iger Karbolsäurelösung, darauf in Wasser.
19. Gründliche Reinigung des Raumes mit heißer Seifenlösung und einer reichlichen Menge Wasser.
20. Ausgießen der gebrauchten Flüssigkeiten in den Abort.
21. Einordnen der Sachen.

Sachverzeichnis